JN044418

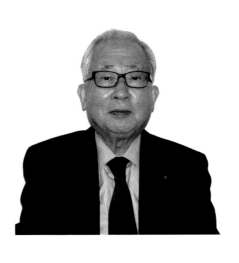

泉　孝英
いずみ・たかてる

昭和11（1936）～令和5（2023）年（87歳）、徳島

【呼吸器内科学】　昭和35年京大医学部卒。昭和40年京大大学院終了、医学博士。40年京大結研附属病院助手、米留学42年9月～43年8月（ロックフェラー大学・WHO研修員）、典留学47年8月～48年8月（カロリンスカ病院・スウェーデン心臓・肺協会奨学生）、50年京大結核胸部疾患研付属病院講師、64年京大胸部研臨床免疫学教授、平成4年4月同研胸部附属病院長、平成5年4月同研究所長。平成10年京大医学部付属病院内科（呼吸器内科）教授。平成11年停年退官。京大名誉教授。退官後、平成11年財団法人京都健康管理研究会理事兼中央診療所長・滋賀文化短大教授。平成16年財団法人京都健康管理研究会理事長。平成18年滋賀文化短大学長。平成24年公益財団法人京都健康管理研究会理事長。

▽慢性ベリリウム肺の臨床研究により昭和56年日本呼吸器学会熊谷賞受賞。千例近いサルコイドーシスの長期経過を評価、欧米でのサルコイドーシスの病型評価の基礎を作った。昭和60年代半ばから国際学会での発表と交流、「京都シンポジウム」（サルコイドーシス・間質性肺炎・COPDなど呼吸器系臨床病理画像症例検討会）を立ち上げ、年2回10年にわたり開催。欧米からの招聘医師、国内の医師たちから多くのリーダーが育った。平成10年米国胸部学会会長賞を受賞。国際的標準治療であった喘息の吸入療法の導入など、多くの功績を残す。在任中から多くの著書、編書、監修、監訳書など百冊を超える。医史学研究者としても活躍。

【著書・編書】サルコイドーシスの臨床　その周辺と鑑別（昭50）、ポケット医学英和辞典第2版（平14）、第3版（平29）、日本・欧州　戦時下の旅（平17）、外地の医学校（平21）、日本近現代医学人名事典 1868～2011（平24、第26回矢数医史学賞受賞）、同事典別冊 1868～2019 増補（令3）、満州開拓団と満州開拓医（令3）、近代日本医学の150年（令6）

泉　孝英先生を偲ぶ─『近代日本医学の150年』発刊によせて

公益財団法人京都健康管理研究会理事長　長井苑子

　先生は、昨年（2023年）の3月23日未明に1年半の闘病生活を終え、早咲きの桜満開の晴天の日に旅立たれました。骨髄異形成症候群で治療効果を上回る種々の副作用、コロナ禍の入院生活での衰弱などに直面されましたが、ご自分の病気や状態から一度も目をそらすことなく医療や医学の現実を実感されてコメントされていました。

　先生は、1936年1月20日にお生まれになり鉄道好きな少年として成長され、歴史研究への希望も強かったのですが、1954年京都大学医学部に入学され1960年に卒業され大学院終了後医学博士、助手となられて、米国ロックフェラー大学、スウェーデンのカロリンスカ病院に留学されました。留学中に研究成果を論文として次々と発表され、かつ、ロックフェラーでは、身近にノーベル賞受賞者が多くいて刺激を受けたと話されていました。スウェーデンでは、1972年の7クローナの革命とよばれる医療の国営化を目の当たりにされ、強い影響を受けたとのことでした。先生は、20代の頃に、一生の間に自分の身長を超えるくらいの本を書きたいといわれていたと聞きますが、それを実現されました。

　出発点が結核アレルギーの研究で、肉芽腫性疾患としてサルコイドーシスへの関心が強く、カロリンスカ病院レフグレン先生の下での研究を志されました。32歳でサルコイドーシス外来開始、37歳で『サルコイドーシスの臨床』を発刊されました。

　ベリリウム金属による慢性ベリリウム肺の病態研究と臨床研究、加えて10名の患者の労災認定までやりとげ、慢性ベリリウム肺の研究では日本呼吸器学会の熊谷賞を受賞されています。

　びまん性汎細気管支炎の疫学調査では、本間日臣先生の下で迅速で広範な調査を実施されました。サルコイドーシスのBHL症例にはステロイド治療は基本的に不要だと提案されましたし、特発性肺線維症の病態には基本的に

ステロイドは効果がないと提案されました。ステロイド薬の妥当な使い方で、副作用を減らし、自然経過から疾患の理解を深めた功績はきわめて大きいものです。サルコイドーシスの臨床では、患者の10年以上の長期経過を評価して、1,000例近い蓄積の中から、5年間で改善する場合と、病変が5年以降残存する場合を慢性化と判断するという極めて基本的な成績は、欧米でのサルコイドーシスの病型評価の基礎となりました。

1980年代半ばころより、毎年、欧米の学会参加発表と呼吸器領域の医師、研究者を訪問されました。そして「京都シンポジウム」〔呼吸器系の難病（サルコイドーシス、間質性肺炎、COPDなど）の臨床画像病理症例検討会〕を立ち上げ、年2回10年にわたり開催され、欧米の若手先生方を招待され、日本の若手の医師たちの勉強場として、京都大学胸部疾患研究所は「間質性肺疾患のメッカ」と呼ばれました。招待医師たちは後に欧米のリーダーシップをとる人材となられています。国内参加者からも多くのリーダーが育っております。欧米でも、それらの症例の蓄積に基づく発表と交流（米国、欧州の学会の各種委員歴任）により、1998年に米国胸部学会会長賞を受賞し、WhosWhoにも取り上げられました。さらに、この多忙な期間に、国際的には標準治療であった喘息の吸入療法を日本にきちんと導入されたり、慢性閉塞性肺疾患の疾患概念を喫煙によるものとして整理しなおすことなど大きな貢献をされています。日本では先を読みすぎてか、いつも叱られてばかりだと話されていました。

さらに、京都大学病院と胸部疾患研究所の統合の責任者としても責務を全うされ、統合後京都大学病院呼吸器内科教授となられました。1999年退官時には、京都大学名誉教授として胸部研の庭に退官記念樹、百日紅が植樹され、今でも、泉先生を象徴するかのように夏には深紅の花が咲きます。

停年退官後は、財団法人さらには、平成24年からは公益財団法人京都健康管理研究会中央診療所所長、理事長として、街なかの外来の充実、種々の啓発活動（患者交流会、新聞発行、所内研修会）を展開されました。普通の病気の診断治療ガイドラインを20年以上にわたり発行されました。

さらには、令和2年10月からは、公益財団法人京都健康管理研究会を研究助成機関として独立させ、若手の留学、国際学会発表、研究、出版の助成

を始められました。これは、先生の夢の実現でした。同時に、健康講座、健康塾通信発行を通じての健康管理啓発活動にも熱意をそそがれてきました。

　加えて、歴史への強い関心は、詳細な一次資料調査にもとづいた数冊の書籍の発行に結実しています。「先人の業績にもとづいて今日の我々がある」との認識のもとに、3,762人の故人（医師、研究者、看護師など）を詳細に調べ上げて、2012年に『近現代医学人名事典』を医学書院より発刊され日本医史学会より矢数医史学賞を受賞されました。さらに900名余を追加され2021年に『続・近現代医学人名事典』を刊行されました。すべて単独で書き上げられましたことも特筆すべきことであります。発病後も、『満州開拓団と満州開拓医』（文理閣）を出版されました。病の進行する中でもドイツ留学日本人医師の記録の執筆途中であり、先生は、この本を最後の著作として出版してから死にたいといわれていましたが、かないませんでした。しかし、先生の残された資料を拝見していると、なんとか出版できないかとの想いがつのりました。甥の歴史研究者、海原亮先生に快諾いただき、実現の運びとなりました。ドイツ医学を日本が受け入れていった経緯と近現代史の中で、アメリカ医学へのシフトなどを読み進めていくと、この本は、ぜひ、医学生、医師、一般の人にも読んでいただけたらとの想いも強くなりました。

　先人とられた泉先生の仕事と生涯を、心から顕彰させていただきたいと思います。泉先生の損失は大きなもので、今、我々は巨星を失ったとの感を禁じえません。先生の一面の厳格さでのお叱りの記憶も、面倒見の良さも、多くの人の記憶に残るのではないかと思います。先生の多方面にわたる功績、コメントを記憶にしっかりと留めおき、洗礼をうけて旅立たれた先生のご遺志を継続して実現させることが「先生の復活」であると考えております。

近代日本医学の150年

ドイツ医学・アメリカ医学と日本人留学生

目　次

泉孝英先生を偲ぶ　長井苑子

第Ⅰ部　総論　ドイツの医学・アメリカの医学・日本の医学

第 I 部

総　論

ドイツの医学・アメリ
カの医学・日本の医学

緒　論

　第Ⅰ部では、明治政府の成立（1868年）以来、ドイツの医学、アメリカの医学が、どのようにしてわが国へと伝播し、受容されて行ったかについて、私見を含めて述べる。

ドイツ医学の時代（明治3/1870年〜大正3/1914年）→第1章

　西洋医学採用を決定した政府内で、イギリス、ドイツ、いずれの医学を範として採用するかが議論され、明治3（1870）年、「ドイツ医学の採用」が決定された。19世紀におけるドイツ医学の勃興が大きな理由であったが、加えて、香港、シンガポールを支配下においていたイギリスに較べ、ドイツは、アジアには未進出であり、欧米列強による日本の植民地化を惧れていた政府がドイツ医学を選択したのは当然と言える。

　ドイツを範として、わが国の医学・医療体制の近代化をおこなったのは、岩倉使節団に加わりドイツ医学を学び、帰国後、18年間、文部省医務局長・内務省衛生局長を務めた長与専斎である。ドイツ医学の普及の方策として、まず、ドイツ人教師を招聘しての東大におけるドイツ式医学教育が行われた。ドイツ式医学を学んだ卒業生が、地方の医学校に赴任してドイツ式医学を全国に広めた。加えて、1,000名以上の医師が、ドイツ医学を直接学ぶべく渡独した。当初は、公費留学生が中心であったが、私費留学生も増加し、第一次世界大戦によるドイツ留学中断時までには公費留学生の倍の数を越えていた。

　大正3（1914）年8月、日独開戦。医学に限らず、多くの学問領域で「ドイツ一辺倒の時代」が続き、医学留学生だけで180名前後が滞独中であった。留学生にとっては想定外のことであった。しかし、当時、東アジアをめぐる情勢は、ドイツ医学採用の時期とは大きく変貌していた。ドイツの持つ中国・山東権益、南太平洋諸島の権益の獲得を目指して、わが国は第一次世界大戦に参戦した。

アメリカ医学の時代（大正 3／1914 年〜昭和 20／1945 年）→第 2 章

1. ドイツ医学からアメリカ医学への時代

　ドイツ敗戦とともにドイツ医学も没落した。アメリカ、アメリカ医学の勃興は、ノーベル賞の受賞者の数の多さがドイツからアメリカに移ったことに示されている。

　医療面で、アメリカはわが国へ、特に関東大震災（大正 12／1923 年）以後は災害救済・復興援助として、大きな援助を与えた。援助は政府としてではなく、民間ベースで行われた。最も大きな援助は、ロックフエラー財団によるアメリカへの留学生の派遣費、国立公衆衛生院の建設費、聖路加国際病院の復興援助などである。

　また、米国赤十字社は東京、横浜に同愛記念病院を寄付している。経済不況下、また、中国市場を巡る日米の対立が激化してきた時期にもかかわらず、続けられたアメリカの対日援助は「宥和政策」とも捉えられるし、「米国企業による日本の市場化」を目指した先行投資であったとも理解できる。

2. アメリカ占領期以後（昭和 20／1945 年〜）

　連合軍による日本占領期、GHQ 公衆衛生福祉局長として在任したサムス大佐によって、徹底的なわが国の医療政策の見直しが行われた。CIE（米・民間情報局）図書館に到着したアメリカの医学雑誌、ガリオア、フルブライト、ロックフエラーなどによるアメリカ留学生によって持ち帰られた情報を通じて、アメリカ医学はわが国に完全に定着することとなった。

近代日本の医学　→第 3 章

　平成 24（2012）年、山中伸弥教授がノーベル生理学・医学賞を受賞、大村智教授、大隅良典教授と続いている。ドイツ医学、アメリカ医学追随の時代から脱皮して、わが国でノーベル賞に値する研究業績が生まれていることの意義は大きい。

　一方、医療の面からみれば、医薬品、医療機器市場において、アメリカ企業の日本支配が進んできた。特に、2000 年以降、急速にこの傾向は加速されている。オプジーボに代表される事例である。国益を念頭において、討議されねばならない喫緊の課題である。

ドイツの医学・アメリカの医学・日本の医学の時代

欧米	中国・朝鮮	日本
1824　英：シンガポール領有		
参考：1765年、ワット（英）蒸気機関を発明 →英・産業革命開始		1825（文政8）　異国船打払令
		1837（天保8）　大塩平八郎の乱
1840　独：産業革命 〜	1840　阿片戦争 〜42	1841（天保12）　天保の改革 〜43（天保14）
1848　独：マルクス「共産党宣言」	1851　清：太平天国の乱 〜64	
1853　独：労働保護法改正		1853（嘉永6）　米国　ペリー使節浦賀来航
1853　クリミア戦争（ロシア 〜56　対トルコ）		ロシア使節プチャーチン長崎来航
		1854（安政元）　日米和親条約
	1858　清：ロシアとアイグン条約 （ウスリー江東を満露共管地）	1855（安政2）　安政江戸大地震
1861　米：南北戦争 〜65		1859（安政6）　安政の大獄
1862　独：ビスマルクの執政 〜90		
1866　普墺戦争（プロシア対オーストリア）		
1867　オーストリア・ハンガリー二重帝国成立		1868（明治元）　明治政府成立
1869　米：大陸横断鉄道開通 スエズ運河開通		1869（明治2）　東京遷都

●ドイツ医学の時代（明治3/1870年〜大正3/1914年）

欧米	中国・朝鮮	日本
1870　普仏戦争（プロシア対 〜71　フランス）		1870（明治3）　ドイツ医学の採用決定
1871　ドイツ帝国成立 仏：パリ・コミューン		1871（明治4）　廃藩置県
		1871（明治4）　岩倉使節団米 〜73（明治6）　欧回覧
	1875　朝鮮：江華島事件（日本軍艦江華島攻撃）	1874（明治7）　台湾出兵
	1876　日朝修好条規（江華条約、朝鮮の開国）	1875（明治8）　千島樺太交換条約

(2)

欧米	中国・朝鮮	日本
1877　露土戦争(ロシア帝国 〜78　対オスマン帝国(トル コ))		1877(明治10)　西南の役 東京大学創立
1877　英：インド帝国成立	1882　朝鮮：壬午軍乱	
1889　仏：パリ万国博覧会		1885(明治18)　内閣制度創設 1889(明治22)　大日本帝国憲 法発布 東海道線開通
1896　近代第1回オリンピッ ク開催	1894(明治27).8〜95(明治 28).3　日清戦争 1899　米国：対中門戸開放宣 言 1900　清：義和団の変 〜01	1897(明治30).6 京都帝大設置
		1902(明治35).1 日英同盟 〜23(大正12).8 1904(明治37).2 日露戦争 〜5(明治38).9 1910(明治43).8 日韓併合
1913　米：ロックフェラー財 団設立	1912　中華民国成立 (臨時大総統：孫文) 1913　中華民国大総統：袁世 凱	

●アメリカ医学の時代（大正 3/1914 年〜昭和 20/1945 年）

欧米	中国・朝鮮	日本
1914.7　第1次世界大戦開始 1914.8　パナマ運河開通		1914(大正3).8 ドイツに宣戦 布告 .10 ドイツ領南洋 諸島を占領 .11 青島膠済鉄道 全線を占領
1917.3　ロシア：2月革命 (ニコライ二世退位) .4　米：対独宣戦 .11 10月革命（ソビエ ト政府樹立） 1918.11　ドイツ革命（皇帝退 位、共和国臨時政府 成立） ドイツ休戦 （第1次世界大戦終 結）	1915.1　中国：日本軍の山東 省からの撤退を要求 （7日） 日本：対支21カ条 要求提出（18日）	1915(大正4).7 東北帝大医科 大学設置 1918(大正7).4 北海道帝大設 置 1918(大正7).8 シベリア出兵 〜1922(大正11).10

欧米	中国・朝鮮	日本
1919.1 〜.6 パリ講和会議 ヴェルサイユ條約調印		
1921.11 〜22.2 ワシントン海軍軍縮会議（戦艦・航空母艦の保有制限：米・英・日・仏・伊）		
1922.12 ソ連樹立宣言		
		1923(大正12).9 関東大震災
1924.5 米国議会：新移民法（排日移民法）可決（7月施行）		1924(大正13).5 京城帝大設置
1925.2 日ソ基本条約		
	1927 蒋介石：南京に国民政府樹立 毛沢東：江西省に革命根拠地樹立	1927(昭和2).3 金融恐慌起こる
		1928(昭和3).3 台北帝大設置
1929.10 世界大恐慌始まる（ニューヨーク株式大暴落）	1929 日本：中国国民政府承認（主席：蒋介石）	
1930.1 〜4 ロンドン海軍軍縮会議（補助艦保有量の制限：英・日・米・仏・伊）	1931.9 満州事変勃発 1932.1 〜5 上海事変 1932.3 満州国建国宣言	1931(昭和6).5 大阪帝大設置
1933.1 独：ヒットラー政権掌握 .10 独：国際連盟脱退 1935.3 独：再軍備宣言		
		1936(昭和11).11 日独伊防共協定調印
	1937.7 支那事変（日中戦争）勃発	
1938.3 独墺合邦 1939.7 米：日米通商航海条約破棄を通告（40.1条約失効） .8 独ソ不可侵条約 .9 独：ポーランド侵攻（英・仏、独に宣戦布告：第2次世界大戦開始）	1939.5 〜9 ノモンハン事件	1939(昭和14) 名古屋帝大設置
1940.6 パリ陥落（仏、独に降伏）	1940.3 汪兆銘：南京に新政府樹立	1940(昭和15).9 北部仏印進駐 日独伊三国同盟成立

欧米	中国・朝鮮	日本
1941.3　米：対中 5,000 万ドル借款成立	1941〜5　米：武器貸与法発動	1941(昭和 16).4 日ソ中立条約締結
.6　独ソ開戦		.7　南部仏印進駐
.7　米：在米日本資産凍結		.12　真珠湾攻撃（太平洋戦争開始）
.8　米：対日石油輸出禁止	.12　国民政府：対日・独・伊宣戦布告	香港占領
.12　米：対独・伊宣戦布告		1942(昭和 17).1 マニラ占領
		.2　シンガポール占領
		.3　ビルマ・ジャワ・スマトラ占領
		.6　ミッドウェー海戦に敗北（米軍：反攻に転ず）
1943.9　伊：連合国に降伏		1943(昭和 18).2 日本軍ガダルカナル島から撤退
		.5　アッツ島日本守備隊全滅
		.10 学徒出陣
1944.6　連合軍：ノルマンディーに上陸		1944(昭和 19).3 インパール作戦開始（〜7 撤退）
.8　独軍：パリ解放		.7　サイパン島守備隊全滅
		.8　グアム・テニアン島日本守備隊全滅
1945.2　ヤルタ会談(米・英・ソ)		1945(昭和 20).3 硫黄島守備隊全滅
.5　独：連合軍に降伏		.4　米軍沖縄本島上陸（〜6 終結）
.7　連合軍：ポツダム宣言発表		
.8　米：広島・長崎に原爆投下		.8.15　日本：連合国に無条件降伏
ソ連：対日宣戦布告		.9.2　降伏文書調印式

●アメリカ占領期以後(昭和 20/1945 年〜)：日本、外交機能喪失（日米安全保障條約）

第1章

ドイツ医学の時代
—明治3（1870）年～大正3（1914）年—

第1節　ドイツ医学の採用

　慶応4（1868）年3月、太政官が西洋医学採用を許可した。同年9月、緒方惟準が典薬寮医師に採用される。

　イギリス医学採用説は、戊辰戦争（慶応4年正月～明治2年3月）におけるウィリスの活躍に起因する。イギリス医学は病院付属医学校（病院の医学）であるのに対し、ドイツ医学は医学部付属病院（研究室の医学）という違いは明白であった。

　明治2（1869）年正月、相良知安（佐賀藩）は新政府により医学校取調御用掛を仰せ付けられ、岩佐純（福井藩）らと医学改革の検討を始めた。

　相良によると、ドイツ医学を採用したのは時の政府当事者の意思に出たものだったが、次の理由に拠るという（『医制五十年史』7～8頁）。

第一、王政復古広く海外の知識を求むと云ふの時にして、漢方は亜細亜の医学なり、故に全世界の医学となすべきの時なり

第二、幕府の封建は武士世禄世官の世にして、民間の俊才出頭の途は唯儒と医との二途あるのみ、而して医師は位を以て言は小人也、芸人也、秘伝あり、秘方あり、公衆の心乏し

第三、幕府の文学は温古学なり、自得学なり、其の教え不親切にしてまた党派を立て易し

第四、嘉永・安政の際蘭学漸く流行し、大阪の緒方最も盛なり、其の学法は文法文義の研究にして輪講以て優劣を競ひ、月旦評にて等級を定む、急なるが如くにして達せず、また蘭籍至て得難く且つ高価なり、皆手写し

てこれを会読す、これ西洋日新窮理（経験、試験）の学聴講実見の教を
追及する所以に非ず、而して其門生三千維新の際多くは諸藩に挙げられ、
或は海陸の軍事に従へり、故に医学校設立の際は長崎伝習後の松本・佐
藤の門人を挙げたり。

第五、此時未だ日新医学の規範立たず、何か大方針確立の要ありしなり

第六、先輩坪井、宇田川、伊東諸生の力能く茅根・大麦・蒲公英以て葛根湯
　　　を圧したるも、此時は既に茅根・大麦とは余り情けなし、然れども仏方
　　　（此時蘭は仏に傾く）の奢侈は未だ国富に適せず故に独に従えり

第七、此時蘭は已に国勢弱くして直に独仏の書を読んで翻訳せり、英は国人
　　　（わが国の人）を侮り、米は新国にして医餘り無し、独は国体稍や吾に似
　　　て且つ此時未だ亜細亜に慣れず。医は意也、異也、殊に新異に従ひ敢て
　　　独を採れり

　この相良、岩佐らの主張が通り、明治3年2月ドイツ医学の採用につな
がった。加えて背景として、ボードウィン、フルベッキによるドイツ医学の
優秀性の証言があり、参議副島種臣、参議大隈重信は長崎でフルベッキの弟
子だった事実も掲げられる。プロイセンの政体は立憲君主国で、ドイツはア
ジアへの侵略が遅れていた。大学別当（文教の最高責任者）が、山内豊信
（土佐藩出身）から松平慶永（福井藩出身）に交代したことも大きな要因であ
る。

人　物

緒方 惟準（おがた・これよし）

天保14（1843）〜明治42（1909）年（65歳）、大坂（大阪）

【陸軍軍医（眼科）】幼名平三。嘉永2（1849）年後藤松陰に漢学、安政元
（1854）年渡辺卯三郎に漢字・蘭学、4年長崎にてポンペ、ボードウィンに
蘭学を学ぶ。文久3（1863）年西洋医学所教授、オランダ留学［幕府留学生、
慶応2年〜明治元年　ユトレヒト大］、明治元（1868）年9月京都・典薬寮医
師（洋方侍医の最初）、10月東京医学校、大病院取締、2年2月大阪・浪華
仮病院長（ボードウィンとともに病院の運営にあたる）、4年軍事病院医官、5
年（2等軍医正）、6年（1等軍医正）、軍医寮学舎専務。10年西南の役に際

し、征討軍団病院副長（久留米・長崎）、11 年文部省御用掛［東大（旧）医科
大学生理学、眼科学教授嘱託］、大阪鎮台病院長（〜14 年）、16 年 7 月（陸軍
軍医監・薬剤監）、軍医本部次長、17 年 3 月東京陸軍病院長、18 年近衛軍医
長、19 年 6 月初代陸軍軍学舎（後の陸軍軍医学校）長兼近衛軍医長（〜20 年
2 月）、4 月辞職。21 年大阪慈恵病院、23 年緒方病院（大阪）を開設、27 年
まで院長。松本順らとともに陸軍軍医制の確立に貢献した。一方、軍に蔓延
していた脚気の予防策として麦飯給食を実施、好成績を挙げたが、松本順と
対立、退役した。緒方洪庵（蘭方医）の次男。［著書］衛生新論（明治 5）、
薬局秤量新古比較表（明治 7）、海陸撰兵必携（明治 11）［訳書］野営医典
（ブッケマ 明治 6）、薬物学中・下巻（ベーム、ルドルフ 明治 16、17）、医家懐
中必携（ローレンツ 明治 23）［伝記］緒方惟準翁小伝（ドーデー女史編 大正
元）、緒方惟準伝 緒方家の人々とその周辺（中山沃 平成 23）

ウィリス（Willis, William）
天保 9（1837）〜明治 27（1894）年（56 歳）、英国
【お雇い外国人（外科）】アイルランド出身。文久元（1861）年 5 月駐日英国
公使館附医官として来日。3 年生麦事件負傷者の治療、明治元（1868）年鳥
羽・伏見の戦いで鹿児島藩の戦傷病者を京都相国寺内軍陣病院で治療。維新
戦争時、各地の軍陣病院に出張して切断手術・弾丸摘出術などで負傷者を治
療した。明治 2 年 3 月、医学校教師兼大病院長、12 月日本政府の独医学採
用決定により失職、西郷隆盛の斡旋により、3 年 5 月鹿児島にて医学校、病
院開設、10 年 2 月西南の役のため医学校閉鎖。8 月帰国。14 年 11 月再来日、
帰国、18 年 1 月バンコック駐在英国公使館医官、25 年 12 月まで在職の後、
帰国。鹿児島にて鹿児島士族江夏八重子と結婚、一子アルベルトを得たが、
間もなく帰国、アルベルトを伴い再来日。［伝記］ある英人医師の幕末維新
W. ウィリスの生涯（コータッツィ 昭和 60）、幕末維新を駆け抜けた英国人医
師 甦るウィリアム・ウィリス文書（大山瑞代訳 平成 15）

相良 知安（さがら・ちあん）
天保 7（1836）〜明治 39（1906）年（70 歳）、肥前（佐賀）

【医政家】文久元（1861）年佐倉順天堂で佐藤尚中、3年長崎精得館で蘭医ボードウィンに師事、医学を学ぶ。佐賀に戻り藩主鍋島直正の侍医、明治元（1868）年鍋島に従い上京、正月行政官御雇、5月徴士学校権判事、2年正月学校取調御用掛、3月判事、次いで小丞、大丞、3年9月部下の汚職により入獄、5年無罪となり、10月文部省出仕、第一大学区医学校長、築造局長、6年3月兼文部省医務局長、6月免兼官、9月免文部省出仕、18年7月文部省編輯局勤務、間もなく非職。晩年は貧窮のなかに人生を閉じた。わが国における独医学採用の立役者。学校取調御用掛当時、英国医学、独医学採用問題が起こったが、岩佐純とともに独医学採用を進言、政治的決着により独医学採用となった。医制（明治7年）起案にも関与。東大医学部構内に記念顕彰碑あり。平成25年度から佐賀県によって「伊東玄朴、相良知安顕彰奨励賞」が設けられる。相良元貞（独留学中、結核に罹患、帰国後逝去。ベルツを知安に紹介した）は弟。［伝記］相良知安（鍵山栄　昭和48）、白い激流明治の医官・相良知安の生涯（篠田達明　平成9、小説）

岩佐　純（いわさ・じゅん）

天保7（1836）〜明治45（1912）年（75歳）、越前（福井）

【医政家、皇室侍医】藩医の家系に生まれ、当初、藩の医学校で坪井信良について西洋医学を学ぶ。安政3（1856）年江戸に赴き坪井芳州に、佐倉に赴き佐藤尚中に学び、万延元（1860）年帰国、福井藩主の侍医兼洋学校長に任ぜられたが、長崎に赴きポンペに西洋医学を学び、文久2（1862）年帰国、元治元（1864）年再び長崎に赴きボードウインらについて学び、慶応2（1866）年帰国。3年在洛中に孝明天皇を診療。明治2（1869）年医学校設立を建言し、医学校取調御用掛に採用され、相良知安とともに独医学の採用を建議、実現。大学小丞を経て4年大丞に任ぜられた。5年明治天皇の大侍医、16年1等侍医、渡欧（17年）、帰国後再び侍医、31年兼宮中顧問官、在任中45年1月逝去。わが国における近代医学教育制度の貢献者。明治天皇の侍医を30年務めた。［編訳］急性病類集巻1〜6（ニーマイル　明治6〜12）

ボードウイン（Bauduin、Anthonius Franciscus）

文政 3（1820）〜明治 18（1885）年（64 歳）、オランダ

【お雇い外国人（陸軍軍医）】1839 年 1 月ユトレヒト大医学部入学、8 月ユトレヒト陸軍軍医学校に入学・卒業、1843 年 8 月オランダ軍隊に入隊（3 等軍医）、1847 年 11 月（2 等軍医）。軍医学校教官、文久 2（1862）年 9 月ポンペの後任として来日、長崎養生所で教鞭をとり、理化学を医学から分離して分析窮理所を創設、ハラタマを教授に招いた。慶応 2（1866）年 9 月長崎の任期を終え、江戸に軍医学校設置の約定書を幕府と交わし、準備のため、留学生の緒方惟準、松本鉉太郎を伴い帰国。4 年再来日したが、幕府瓦解のため新政府の雇いとして、明治 2（1869）年から大阪府病院・大阪陸軍病院に勤め、帰国直前、大学東校で数か月教鞭をとり、3 年 10 月帰国、ハーグで逝去。在日中、東京・上野公園の創設に貢献した。上野恩賜公園、大阪・上本町の大福寺に記念碑がある。[伝記]ボードウイン（中西啓『長崎のオランダ医たち』岩波新書、昭和 50）

フルベッキ（Guido Hermann Fridolin Verbeck）

文政 13（1830）〜明治 31（1898）年（68 歳）、オランダ

【法学者、神学者、宣教師】ユトレヒト工業学校に学んだ後、渡米、1855 年ニューヨーク州オーバン神学校に入学、59 年卒業時、米国オランダ派宣教師となり、安政 6（1859）年長崎に来航、元治元（1864）年済美館（長崎英語伝習所）の教師、慶応 4（1868）年致遠館（佐賀藩が長崎に建てた英学校）で教鞭を取り、明治 2（1869）年上京、大学南校の教師、6 年大学南校辞任、政府左院翻訳顧問、19 年明治学院理事、20 年明治学院神学部教授、31 年赤坂葵町にて没。[著書]基督教不廃物論（高橋五郎訳、明治 21）

ドイツ医学の勃興・発展

(1)

	ドイツ・オーストリア・スイス	他の国々
1800 （寛政12）		・デーヴィー［英］：亜酸化窒素（笑気）を発見、麻酔薬としての使用を示唆
1801 （享和元）		・ヤング、ミルヴェルトン［英］：乱視の原因を発見
1803 （文化元）		・ジェンナー協会創立［英］：種痘法の普及
1805 （文化2）		・華岡青洲（紀伊）：全身麻酔薬"麻沸散"を開発、乳癌の摘出手術に成功
1806 （文化3）	・ゼルチュルナー［独］：アヘンよりモルヒネを抽出	
1807 （文化4）	・ボチニイ［独］：エンドスコープを発明（人体内腔検査）	
1808 （文化5）		・ウォードロップ［英］：角膜炎の用語使用
1809 （文化6）		・バーンス［英］：狭心症は冠状動脈の梗塞とする ・マクドキル［米］：卵巣の切除に成功
1810 （文化7）		・ハーキマン［仏］：先天性梅毒の最初の系統的記述
1811 （文化8）		・ベル［英］：「新・脳解剖学」刊行 ・ノース［米］：流行性脳脊髄膜炎の最初の単行本
1812 （文化9）		・ラレー［仏］：「軍陣外科書」刊行（〜17）
1814 （文化11）		・パースン［英］：炭肺症を記載
1815 （文化12）		・ラエンネック［仏］：聴診器を発明
1817 （文化14）	・ヴェーバー［独］：迷走神経を発見	・パーキンソン［英］：パーキンソン病について記述
1818 （文政元）		・デュマ［仏］：ヨードで甲状腺腫を治療
1821 （文政4）		・ベル［英］：顔面神経麻痺について記載
1823 （文政6）	・ブルキシエ［独］：指紋法を開発	

	ドイツ・オーストリア・スイス	他の国々
1825 （文政8）		・ブルトノー［仏］：ジフテリア児の気管切開術に成功
1826 （文政9）		・ブルトノー［仏］：ジフテリアの病名を記載
1827 （文政10）		・ブライト［英］：ブライト病を記載（蛋白尿，浮腫を伴う腎臓病）
1830 （文政13）		・ベル［英］：脊髄反射において前根は運動性，後根は感覚性を記載 ・ジェーニヘン［露］：食塩水の静注に成功
1831 （天保2）		・グスリー［米］：クロロホルムを発見
1832 （天保3）		・ホジキン［英］：ホジキン病，リンパ腺腫を記述 ・ロビケ［仏］：アヘンよりコデインを分離
1836 （天保7）	・ハルツ［独］：クロモソーム（染色体）という用語を作成 ・シュヴァン［独］：胃液中のペプシンを発見	
1837 （天保8）		・ファー［英］：生命表を作成 ・フルーランス［仏］：延髄に呼吸中枢を発見
1838 （天保9）	・アルバルト［墺］：急性盲腸炎を記載	
1840 （天保11）	・バセドウ［独］：バセドウ病を発見	
1841 （天保12）	・トロンマー［独］：尿中の糖の証明法開発 ・コッハー［瑞］：甲状腺腫の治療のため甲状腺を摘出	・ジャクソン［米］：エーテルの麻酔作用を発見
1842 （天保13）		・ボーマン［英］：尿生成に濾過説を提唱 ・ドンネ［仏］：血小板を発見 ・ロング［米］：外科にエーテルを使用
1843 （天保14）	・クレンケ［独］：結核の伝染性を発見 ・デューボアーレーモン［独］：電気生理学の先駆的研究	・ドゥビーニ［伊］：十二指腸虫を発見

	ドイツ・オーストリア・スイス	他の国々
1844 （天保15）	・ヴァレンティン［独］：膵臓酵素を発見 ・ヘラー［墺］：尿中の蛋白測定	
1845 （弘化2）	・ウィルヒョウ［独］：白血病を記載	・シンプソン［英］：出産時にクロロホルムを使用 ・ベネット［英］：白血病を記載
1846 （弘化3）		・ストークス［英］：アダム・ストークス症候群を報告
1847 （弘化4）		・フルーランス［仏］：クロロホルム麻酔法に成功 ・モートン［米］：エーテル麻酔法に成功 ・ゼンメルヴァイス［洪］：産褥熱は敗血症であることを証明
1848 （嘉永元）	・フェーリング［独］：尿中の糖の証明法開発	・ベルナール［仏］：肝臓のグリコーゲン分解作用の発見
1850 （嘉永3）		・レイエ、ダヴェーヌ［仏］：炭疽症の羊の血液中の細菌の存在を発見
1851 （嘉永4）	・キュッヘンマイスター［独］：サントニンを回虫の除去に使用、成功 ・ヘルムホルツ［独］：検眼鏡開発	
1852 （嘉永5）	・ヘラー［独］：尿中蛋白証明法開発	
1853 （嘉永6）	・ゲルハルト［独］：アセチルサルチル酸（アスピリン）を合成	・プラヴァ［仏］：注射器を考案
1854 （嘉永7）	・ブレーマー［独］：結核のサナトリアム療法を提唱	・ストークス［英］：チェイン・ストークス呼吸を記載 ・ガルシア［西］：日光による咽頭鏡を考案
1855 （安政2）	・ウィルヒョウ［独］：細胞病理学の提唱	・アジソン［英］：アジソン病を記載
1858 （安政5）	・チェルマク［墺］：実用的な咽頭鏡を開発（ガルシアの咽頭鏡（1854）を改良）	
1860 （万延元）		・サルター［英］：喘息の専門書刊行
1861 （文久元）		・メニエル［仏］：メニエル症候群を記載 ・ブローカ［仏］：大脳皮質に運動性言語中枢を発見

	ドイツ・オーストリア・スイス	他の国々
1865 （慶応元）	・ホッペ・ザイラー［独］：血液の 　スペクトル分析によって一酸化炭 　素中毒を証明	・リスター［英］：消毒法の開始
1866 （慶応2）	・グレーフェ［独］：交感性眼炎を 　記載	
1868 （慶応4）		・アルバット［英］：小型懐中検温器 　を開発 ・パストゥール［仏］：低温滅菌法を 　開発 ・ミシェル［瑞］：核酸を発見
1869 （明治2）	・ランゲルハンス［独］：膵臓のラ 　ンゲルハンス島細胞を発見 ・シモン［独］：初めて腎摘手術に 　成功	

●ドイツ医学の時代（明治3/1870年〜大正3/1914年）

	ドイツ・オーストリア・スイス	他の国々
1870 （明治3）	・フリッシュ、ヒティッヒ［独］： 　大脳皮質に運動中枢を発見 ・ホイブナー［独］：樟脳の強化作 　用を発見 ・ゴルツ［独］：三半規管の生理的 　研究	
1873 （明治6）	・エスマルヒ［独］：四肢手術にお 　ける虚血法の考案	
1874 （明治7）	・エーワルト［独］：硬質ゴム管の 　胃消息子を発明 ・カポシ［墺］：カポシ肉腫を報告	
1875 （明治8）	・キューネ［独］：膵液中のトリプ 　シンを発見	・ケートン［英］：脳の電気的反応に 　ついて最初の実験
1876 （明治9）	・コッホ［独］：膵臓疽菌を発見、 　伝染病が細菌によることを確認	・バンクロフト［英］：象皮症のバン 　クロフト糸状虫を発見 ・フェリア［英］：大脳機能の運動に 　関する研究 ・ポーロ［伊］：帝王切開術 ・コプリック［米］：コプリック斑に 　ついて記載 ・セイアー［米］：ギプス管コルセッ 　トを発明
1877 （明治10）	・コッホ［独］：脾脱疽菌の同定・ 　染色・写真撮影などの技術を記載	・ベリマン［典］：臭素による消毒法
1878 （明治11）	・エールリッヒ［独］：細菌の染色 　法（アニリン色素を用いる）を開発 ・ホルツマン［独］：直腸癌の最初 　の切除	・パアン［仏］：胃癌を初めて切除 ・ビジェロー［米］：ビグロー膀胱砕 　石術の創始

	ドイツ・オーストリア・スイス	他の国々
1879 (明治 12)	・ナイセル［独］：淋病発見	・マンスン［英］：熱帯性フィラリア幼虫が蚊の体内で発育を発見 ・ハンセン［諾］：らい菌を発見 ・ビアード［米］：神経衰弱症の病名を提唱
1880 (明治 13)	・エーベルト［独］：腸チフス菌を発見	・ラブラン［仏］：マラリア病患者の血中よりマラリア原虫を発見するが、すぐには受け入れられない →1907 年ノーベル生理学・医学賞 ・パストゥール［仏］ら：減弱毒の脾脱疽菌を初めて予防に使用 ・ザンドストレーム［典］：副甲状腺を発見 ・ゴルジ［伊］：初めてニューロンを染色 →1906 年ノーベル生理学・医学賞
1881 (明治 14)	・コッホ［独］：純培養の技法（近代細菌学の基本技法）開発 ・クレーブス［独］：腸チフス菌の発見（エーベルト 80 と独立に） ・コッセル［独］：「核とその分裂生成物に関する研究」刊行→1910 年ノーベル生理学・医学賞	・パストゥール［仏］：狂犬病予防ワクチン開発開始（84 ほぼ完成、85 実施）
1882 (明治 15)	・コッホ［独］：結核菌発見→1905 年ノーベル生理学・医学賞 ・コッホ［独］：病原研究におけるコッホの三条件を提示 ・ランゲンベック［独］：初めて胆嚢摘出術に成功	・リンゲル［英］：血液代用液（リンゲル液）を創製（カエルの心臓の還流実験に使用） ・フォルラニーニ［伊］：肺結核治療に人工気胸術を開発
1883 (明治 16)	・コッホ［独］：コレラ菌を発見 ・クレーブス［独］：ジフテリア菌の発見 ・エールリヒ［独］：ジアゾ反応の発見 ・クレペリン［独］：『精神病学』刊行（標準的教科書として広く普及） ・コッヘル［瑞］：甲状腺の機能について報告→1909 年ノーベル生理学・医学賞	・ゴルジ［伊］：神経系細胞の一つのゴルジ細胞を発見→1906 年ノーベル生理学・医学賞 ・バンチ［伊］：バンチ病を発見 ・メチニコフ［露］：食細胞・食作用を発見 →1908 年ノーベル生理学・医学賞

	ドイツ・オーストリア・スイス	他の国々
1884 (明治17)	・ニコライエル［独］：破傷風菌を発見 ・クレーデ［独］：新生児膿漏眼予防に硝酸銀液を点眼 ・デトワイラー［独］：肺結核の大気安静療法提唱 ・フレンケル［独］：肺炎双球菌を発見 ・レフラー［独］：ジフテリア菌の分離培養に成功 ・ガフキー［独］：チフス菌の培養に成功 ・コーラー［墺］：局所麻酔にコカインを使用	・ベネット、ゴドリー［英］：脳腫瘍の手術に成功 ・グラム［丁］：グラム染色法を開発 ・スミス［米］：脳下垂体の機能を発見
1885 (明治18)	・エシェリッヒ［独］：大腸菌の発見 ・エールリッヒ［独］：血液脳関門を発見	・ピエール［仏］：先端巨大症を記述 ・パストゥール［仏］：狂犬病ワクチンの開発に成功 ・エイクマン［蘭］：東インド諸島で脚気を研究 ・長井長義（東京大学）：エフェドリンを発見
1886 (明治19)	・チールシュ［独］：表皮移植に成功 ・フレンケル［独］：肺炎双球菌発見 ・ワイル［独］：ワイル病を記載 ・シンメルブッシュ［独］：高圧蒸気滅菌器創製 ・アルトマン［独］：ミトコンドリア発見	・ヒル［英］：血圧計を開発 ・ホースリー［英］：粘液水腫、クレチン病、手術後悪液質が甲状腺の機能低下によるものであることを報告 ・ゴルジ［伊］：　ゴルジ装置発見 →1906年ノーベル生理学・医学賞
1887 (明治20)	・ガラス細工師［独］：最初のコンタクトレンズを開発（角膜だけでなく白眼全体を覆うもの） ・ギュンツブルグ［独］：胃液中の遊離塩酸を確認 ・ワイクセルバウム［独］：脳脊髄膜炎球菌を発見	・ダルソンヴァール［仏］：高周波電気療法を創始 ・ボロージン［露］：尿中窒素量測定 ・モートン［米］：虫垂炎の手術に成功
1888 (明治21)	・ゲルトナー［独］：腸炎菌を発見 ・ヒッペル［独］：角膜移植に成功 ・ベルクマン［独］：『脳疾患の外科的手術法』刊行	・ガワース、ホースリー［英］：脊髄腫瘍摘出に成功 ・ヒルシュスプルング［丁］：先天性巨大結腸症報告 ・コッヘル［瑞］：「絹糸縫合法」を考案

	ドイツ・オーストリア・スイス	他の国々
1889 (明治22)	・北里柴三郎（在独）：破傷風菌の純培養に成功（9月） ・フュールブリンゲル［独］：手指消毒法（フュールブリンゲル法）創始	・ルー、イェルサン［仏］：ジフテリア菌の解毒素を発見 ・エイクマン［蘭］：ニワトリの脚気様疾患を報告 ・ラモン・イ・カハール［西］：ニューロン（神経単位）説を確立→1906年ノーベル生理学・医学賞 ・パブロフ［露］：胃液分泌神経（迷走神経）を証明→1904年ノーベル生理学・医学賞
1890 (明治23)	・ベーリング［独］、北里（在独）：ジフテリアと破傷風における免疫の成立（免疫血清療法）について報告 ・ベーリング［独］：ジフテリア免疫の成立（免疫血清療法）について報告　→1901年ノーベル生理学・医学賞 ・コッホ［独］：ツベルクリンを創製 ・エールリッヒ［独］：ジフテリア抗毒素を規格化、免疫学分野を確立	・エイクマン、グリンス［蘭］：ニワトリに脚気を起こすことに成功、脚気治療物質が米糠中に存在することを報告（～1897年）→1929年ノーベル生理学・医学賞 ・パブロフ［露］：条件反射を報告→1904年ノーベル生理学・医学賞
1891 (明治24)	・エールリッヒ［独］：マラリアの治療にメチレンブルーを使用 ・ベーリング［独］、北里（在独）：破傷風、ジフテリアのワクチンを開発 ・クインケ［独］：腰椎穿刺法を創始 ・ヴァルダイアー［独］：神経原Neuronを提唱	
1892 (明治25)	・コッホ［独］：ハンブルグでコレラの流行を防止するため水の濾過を施行 ・エールリッヒ［独］：能動免疫と受動免疫の概念を確立→1908年ノーベル生理学・医学賞 ・パイフェル［独］：インフルエンザ桿菌を発見	・シェリントン［英］：脊髄の側角細胞から交感神経が出ることを証する：ニューロン相互の連絡部をシナプスと命名→1932年ノーベル生理学・医学賞 ・メチニコフ［露］：白血球の食菌現象を発見→1908年ノーベル生理学・医学賞 ・イワノフスキー［露］：タバコモザイク病の病原として濾過性病原体（タバコモザイクウイルス）を発見

	ドイツ・オーストリア・スイス	他の国々
1893 (明治26)	・ドレッサー［独］：アスピリン合成に成功 ・マグヌス・レヴィ［独］：基礎代謝測定報告 ・ウンナ［独］：紫外線の発癌性を指摘 ・ケーラー［独］：紫外線顕微鏡開発 ・クラウゼ［独］：「クラウゼ植皮術」を提唱	・フィンセン［丁］：赤外線の天然痘治療効果発見、紫外線の殺菌作用を確認、尋常性狼瘡の紫外線治療を施行、近代光線療法の祖となる→1903年ノーベル生理学・医学賞
1894 (明治27)	・ファイファー［独］：溶菌素の発見	・シェリントン［英］：脊髄反射の研究、筋肉に分布する神経は筋肉の収縮に関与するだけでなく感覚を脳に伝える事実を発見　→1932年ノーベル生理学・医学賞 ・エードリアン［英］：神経インパルスを増幅器を用いて記録することに成功→1932年ノーベル生理学・医学賞 ・ボルデ［仏］：コレラ菌に対する血清反応を研究 ・イェルサン［仏］：香港でペスト菌を発見 ・ドゥロルム［仏］：陳旧性膿胸に対する「剥皮術」を発表 ・コルサコフ［露］：逆行性健忘症候群を記載 ・ハルステッド［米］：乳癌に対する「根治的乳房切断術」開発 ・高峰譲吉（在米）：タカジアスターゼの抽出に成功
1895 (明治28)	・レントゲン［独］：　X線発見→1901年ノーベル物理学賞 ・レーン［独］：心臓損傷の縫合に成功 ・キルスタイン［独］：直達喉頭鏡検法開発 ・フロイト［墺］：精神分析（フロイト理論）を創始	・オリヴァー、シェーファー［英］：副腎の抽出物の生理学的機能を示す ・ケリー［米］：直腸鏡開発

	ドイツ・オーストリア・スイス	他の国々
1896 (明治 29)		・アシャール、ベンゾード［仏］：パラチフス菌 B の発見 ・ヴィダル［仏］：ヴィダル反応（腸チフスの血液凝集反応）を考案 ・ベクレル［仏］：ウラニウム塩からベクレル線を発見→1903 年ノーベル物理学賞 ・ブシャール［仏］：胸膜炎、肺結核患者の X 線写真を発表 ・エイクマン［蘭］：ジャワで、鶏の脚気と食品（ビタミン B1）の関係を発見→1929 年ノーベル生理学・医学賞 ・フィンセン［丁］：狼瘡（皮膚結核）の治療に光線療法を用いる（近代光線療法の祖）→1903 年ノーベル生理学・医学賞 ・リバロッチ［伊］：水銀血圧計を製作 ・コプリック［米］：麻疹にみられるコプリック斑（口腔内）を記載 ・モートン［米］：歯科で初めての X 線写真
1897 (明治 30)	・キリアン［独］：気管支鏡検査法開発 ・グルムマッハ、ローゼンフェルト［独］：X 線診断法の確立 ・クラウス［独］：赤血球凝集反応を開発 ・ホフマン［独・バイエル社］：アセチルサリチル酸を合成（世界で初めて人工合成された医薬品）→アスピリン商標登録発売開始（1899 年） ・シュラッター［瑞］：胃全摘術に成功	・ロス［英］：蚊がマラリアを媒介することを発見→1902 年ノーベル生理学・医学賞 ・エイクマン［蘭］：米食、玄米食を比較、米食群に脚気の多いことを報告→1929 年ノーベル生理学・医学賞 ・ラモン・イ・カハール［西］：『人と脊椎動物の神経系の構造』刊行→1906 年ノーベル生理学・医学賞 ・緒方正規（東京帝大）：台湾にて、ペストのネズミのノミによる媒介を確認・報告 ・弘田長（東京帝大）：小児脚気を発見 ・志賀潔（駒込病院）：赤痢菌発見

	ドイツ・オーストリア・スイス	他の国々
1898 (明治 31)	・ビール［独］：腰椎麻酔法開発	・ロス［英］：マラリア原虫の蚊の体内生活発育圏を解明→1902 年ノーベル生理学・医学賞 ・ラングリー［英］：自律神経の研究 ・キュリー夫妻［仏］：ラジウムを発見　　→1903 年ノーベル物理学賞 ・バイヤインク［蘭］：タバコモザイク病からウイルスを発見し、命名（イワノフスキーとは独立に⇒ 92） ・パーヴロフ［露］：「小胃」形成法の考案 ・キャノン［米］：胃の運動の X 線による研究
1899 (明治 32)	・ビール［独］：コカイン液による腰椎麻酔法を創始	・ヘンリー［英］：犯罪者鑑別に指紋分類法を提唱
1900 (明治 33)	・ランドスタイナー［墺］：血液型（ABO 式）を発見 →1930 年ノーベル生理学・医学賞	
1901 (明治 34)	ノーベル賞開始（12 月 10 日）	
1905 (明治 38)	・シャウディン、ホフマン［独］：梅毒病原体（スピロヘータ、パリダム）を発見 ・アインホルン［独］：ノボカイン（局所麻酔薬）創製	・スターリング［英］：「ホルモン（内分泌細胞より分泌され、血液を介して運搬され標的細胞に作用する細胞間の化学的情報伝達物質）」の用語を提唱 ・ラングリー［英］：交感神経と副交感神経を区別 ・ウダン、ヴェルシェール［仏］：子宮腫瘍にラジウム療法実施 ・カレル［仏（在米）］：犬の腎臓の自家移植に成功→1912 年ノーベル生理学・医学賞 ・グルストランド［典］：「Zur kenntniss der Kreis-punkte」刊行→1911 年ノーベル生理学・医学賞 ・コロトコフ［露］：聴診器を用いて拡張期血圧の測定に成功

	ドイツ・オーストリア・スイス	他の国々
1906 (明治39)	・田原淳（在独）、アショフ［独］：心臓刺激伝導伝導系ヒス筋にアショフ・田原結節発見 ・ワッセルマン［独］：梅毒の診断テスト（ワッセルマン反応）を開発 ・ピルケ［墺］：アレルギーの命名（アレルギー概念の確立）	・シェリントン［英］：神経系を機械的レベル、思考が起こるレベル、精神一体のレベルの3つの領域に区分→1932年ノーベル生理学・医学賞 ・ボルデ、ジャングー［白］：百日咳菌を発見 ・リケッツ［米］：ロッキー山紅斑熱患者の血液に細菌様正体を発見（リケッチアの最初の発見） ・小口忠太（陸軍軍医）：夜盲症の一種（小口病：Oguchi Disease）を発見
1907 (明治40)	・エールリッヒ［独］：睡眠病に対して化学療法を実施 ・ピルケ［墺］：ツベルクリン反応を提唱 ・アルツハイマー［墺］：アルツハイマー病を初めて記載 ・バラニー［墺］：『人間の三半規管の生理および病理について』刊行→1914年ノーベル生理学・医学賞	・ホースリー［英］：脳下垂体の手術始める
1908 (明治41)	・トレンデレンブルグ［独］：肺動脈の塞栓摘除に成功 ・ワールブルク［独］：ワールブルク検圧系を考案→1931年ノーベル生理学・医学賞	・マントー［仏］：マントー反応（ツベルクリン反応）を考案 ・カレル［仏］：動脈の移植実験に成功　→1912年ノーベル生理学・医学賞 ・高安右人（金沢）：特異な網膜血管疾患（Takayasu Disease）を報告
1909 (明治42)	・ブラウアー［独］：人工気胸術、胸郭形成術を肺結核に応用 ・キルシュナー［独］：骨折治療の「キルシュナー鋼線牽引法」を発表 ・ブロードマン［独］：「脳地図」作成 ・アイゼルスベルグ［墺］：損傷した肺動脈の縫合に成功	・ニコル［仏］：発疹チフスのシラミによる伝播を発見→1928年ノーベル生理学・医学賞 ・田原良純（東京衛生研究所）．ノグ卵巣よりテトロドトキシンを分離 ・森正道（三重・羽津病院）：小腸を用いた造腟術を開発報告

	ドイツ・オーストリア・スイス	他の国々
1910 (明治43)	・エールリッヒ［独］、秦佐八郎 （在独）：梅毒に対するサルバルサ ン療法を報告 ・モナコフ［瑞］：モナコフ束（錐 体外路系）発見	・クローグ［丁］：ガス交換機構に関 する論文を発表→1920年ノーベル 生理学・医学賞 ・アインホルン［米］：十二指腸ゾン デを開発 ・ラウス［米］：ウイルスによって動 物に癌が起こることを発見→1966 年ノーベル生理学・医学賞 ・ウッドベリー［米］：傷の殺菌のた めヨウ素のチンク剤を使用 ・稲本亀五郎、藤浪鑑（京都帝大）： 家鶏の可移植性肉腫（藤浪肉腫）を 報告 ・鈴木梅太郎（東京帝大）：「白米の食 品的価値並びに動物の脚気様疾病」 についての講演を行い、米糠成分に 脚気の治療成分としての新しい栄養 素（オリザニン）の存在を報告
1911 (明治44)	・ブロイラー［瑞］：精神分裂病と いう用語を提唱	・モニス［葡］：「脳血管造影法」開発 ・フンク［波］：米糠より脚気に有効 な含窒素有機化合物を発見、この脚 気治療物質の精製化に成功 ・野口英世（在米）：梅毒スピロヘー タの培養に成功 ・鈴木梅太郎（東京帝大）：米糠より 「アベリ酸（翌年オリザニンと改 称）」を発見との論文を公表 ・橋本策（京都帝大福岡医大）：特異 な慢性甲状腺炎（橋本病）を報告
1912 (明治45)	・ヴィーラント［独］：胆汁酸につ いて研究、コレステロールを基に したステロイドであることを確認 →1927年ノーベル生理学・医学 賞	・ホプキンス［英］：新栄養素の存在 の実験証明に成功→1929年ノーベル 生理学・医学賞 ・フンク［波］：ビタミンB_1を発見、 「ビタミン（Vital Amine／生命の物 質）」の用語を初めて使用、今後、 多数のビタミンが発見されるであろ うと予言

(13)

ドイツ・オーストリア・スイス	他の国々
1913 （大正2）	・ヒル［英］：筋肉は収縮時ではなく、収縮後に呼吸し、酸素を消費することを発見　→1922年ノーベル生理学・医学賞 ・フィビゲル［丁］：ネズミの発癌に成功　→1926年ノーベル生理学・医学賞 ・野口英世（在米）：進行性麻痺・脊髄癆が梅毒スピロヘータに起因することを証明 ・アーベル［米］：人工腎臓を開発 ・マッカラム、デイヴィス［米］：脂溶性ビタミン（後のビタミンA）を発見 ・トレック［米］：胸腔内食道癌の最初の切除成功
1914 （大正3）	・デール［英］：アセチルコリンが神経刺激の化学伝達物質であることを解明→1936年ノーベル生理学・医学賞 ・カレル［仏］：イヌで初めて心臓手術に成功 ・フスチン［白］：クエン酸ソーダ凝固防止性を利用した間接輸血法を開始 ・フンク［波］：『Die Vitamine（ビタミン）』刊行 ・ケンダル［米］：甲状腺ホルモン（チロキシン）を分離・同定→1950年ノーベル生理学・医学賞

＊英：イギリス、独：ドイツ、米：アメリカ、仏：フランス、露：ロシア、墺：オーストリア、瑞：スイス、伊：イタリア、洪：ハンガリー、典：スウェーデン、諾：ノルウェー、丁：デンマーク、西：スペイン、蘭：オランダ、白：ベルギー、葡：ポルトガル、波：ポーランド。

第2節　長与専斎

　わが国の医療行政の起源は明治初年にさかのぼる。

　そもそも、わが国の医療行政を生み出す契機となったのは、天然痘、コレラといった伝染病の蔓延であった。とりわけコレラは幕末、維新の日本を急襲し、甚大な被害をもたらした。

　未だ病原菌が発見されず、有効な治療法が確立していなかったため、明治政府はやむなく警察力を動員して感染者を避病院に隔離し、交通を遮断して感染の拡大防止に全力をあげた。日本の医療行政は衛生行政としてスタートした。

病気と時代区分

明治期 大正期 昭和戦前期	・感染症の時代 　①病原体の発見 　②生活環境の未整備：防疫不十分 　③抗菌薬の未開発
昭和戦後期 **国民皆保険**	・感染症の克服 ・人口の高齢化に伴う成人病 　（脳卒中、がん、心臓病）の増加
平成期 **介護保険**	・成人病・生活習慣病対策の充実による病気の減少 ・超高齢化対策の時代

　長与専斎は、肥前国（長崎県大村市）の漢方医の家に生まれ、大坂で緒方洪庵の適塾塾長を務め、長崎にてポンペ、ボードウィンに学んだ蘭方医であった。維新後、文部省に出仕し、明治4（1871）年の岩倉使節団に随行して海外、特にドイツの医学教育・医療制度を視察、帰国後、36歳で文部省医務局長に就任、医療行政が内務省に移管された後も、衛生局長（「衛生」という訳語を採用し、局名を改称）として、18年余の長きにわたってその責任者を務めた。

　この間、明治7年には太政官通達として「医制」（現在も続く医師法・医療制度の根幹）を定め、衛生行政機構、ドイツを範とした医学教育、医師開業

免許制度の確立に貢献した。

長与 専斎（ながよ・せんさい）
天保9（1838）～明治35（1902）年（64歳）、
肥前（長崎）

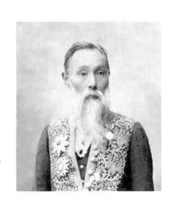

【医政家、蘭方医】安政元（1854）年緒方洪
庵（適塾）に入門、5年塾長、文久元（1861）
年ポンペ（長崎医学所）に師事、慶応2
（1866）年ボードウィン（長崎精得館）に師事。
4年正月長崎精得館医師頭取心得、4月長崎
裁判所精得館頭取医師、10月長崎府医学校
学頭。明治3（1870）年3月大学少博士・長崎病院在勤、4年7月文部少丞
兼文部中教授、8月文部省6等出仕、12月岩倉使節団に随行（医学教育・医
療などを視察）、6年3月帰国、5月文部省5等出仕、6月文部省医務局長、
7年4月文部省4等出仕、7年9月東京医学校長（～10年4月）。8年6月
内務省兼文部省4等出仕・内務省第7局長、7月衛生局長（～24年8月）、
9年2月内務大丞、米国出張（9年7月～12月）、10年1月内務大書記官、
4月東大（旧）医学部綜理心得（～12年3月）。わが国の医事・保健衛生に関
する諸制度の確立者。司薬場（明治7年）、種痘規則（7年）、医制の制定
（7年）、防疫・検疫制度の導入（12年）、医師・薬舗の開業試験制度発足
（22年）などを図った他、日本薬局方編纂委員（明治14年1月～18年12月）、
中央衛生会長（23年8月～35年9月）、宮中顧問官（25年1月～）、大日本私
立衛生会会頭（34年6月～35年6月）などを歴任した。明治19年4月元老
院議員（～23年10月 元老院廃止）、23年9月貴族院議員（男爵議員 ～35年9
月）。長男・長与称吉（初代胃腸病院長）、次男・長与程二（日本輸出絹連合会
組長）、3男・長与又郎（病理学、東京帝大総長）、4男・岩永裕吉（同盟通信
初代社長）。5男・長与善郎（作家）。［自伝］松香私志上・下巻（明治35）、
松香遺稿（昭和9）、松本順自伝・長与専斎自伝（昭和55）［伝記］適塾と長
与専斎 衛生学と松香私志（伴忠康 昭和62）、医療福祉の祖長与専斎（外山幹
夫 平成14）

［文部省医務局長，内務省第七局長・内務省衛生局長としての功績］（内務省史，大正14年）

◎文部省醫務局長　長　與　專齋　自明治六年三月十八日　至明治八年六月

司藥所設立　明治七年三月二十七日文部省布達第十二號

醫制發布
東京府へ達　明治七年八月十八日　　上
東京都大阪三府へ達三通
東京都大阪三府へ達　同八月二十三日
東京都大阪兩府へ達布達式　同十月十九日　明治八年三月二十四日
京都大阪兩府へ達布達　同九月七日　明治八年三月二十八日
開拓使函館支廳へ達　文部省醫務局所定醫術開業免狀書式
東京府へ達　同五月十日
東京都大阪三府へ達（種痘規則）　同五月十四日　明治八年一月八日　東京府大阪三府へ達（醫制改正）
布達　同五月三十日　東京都大阪三府へ達
東京都大阪三府へ達　同二月十五日　同二月十五日

◎第七局長　長　與　專齋　自明治八年六月七日　至明治九年一月七日

火葬場燒埋心得
種痘規則　明治八年五月
醫師開業試驗法布達
花柳病傳播防過達

各廳技術工藝の者就業上死傷の節手當內規
海港「コレラ」病傳染豫防規
文官技術工藝の者處分の件
墓地及埋葬取締規則
墓地及埋葬取締規則施行方法標準
火葬場燒埋心得改正

傳染病豫防規則
郵便物の消毒に關する件
醫術開業受驗人心得
醫師開業試驗規則
醫師開業試驗規則

藥舗開業試驗規則
藥劑師藥業兼業又は死亡の時別方
藥品取扱營業者取締の件
病死解剖の場合は檢事の許可を受ける件
變死解剖の場合は檢事の許可を受ける件

◎衛生局長　長　與　專齋　自明治九年一月七日　至同十九年三月三日

内務達第八號及甲第十六號布達
内務達第八九號
内務達乙第四號
太政官達第四號
太政官達第二八號
太政官達第五號
太政官布達第八一二號
内務省達乙第四〇號
内務省達乙第二三〇號
太政官達第五〇號
内務省達第三〇四號
太政官告示甲第二六號
太政官告示甲第三四號
内務省布達甲第三號
内務省布達甲第七號
太政官布告第二二號

◎衛生局長　長　與　專齋　自明治十九年三月三日　至同二十四年八月十四日

衛生試驗所官制　明治十九年二月　勅令第五號
府縣廳委任條件に關し注意の件
傳染病豫防心得
水道條例　法律第九號
避病檢疫心得
藥品監視規則
藥品巡視規則
藥品監視施行及費用等支辨方
衛生試驗所に於て檢査印紙を貼付する藥品種別
薄荷草より製出する結晶性の薄荷精を薄荷腦と改稱の件
醫藥用適藥用品には衛生試驗所の檢査印紙貼付の件

右改正　明治三十三年五月　海軍省令第九號
海軍々医虎列刺病に罹るの取扱手續　明治十九年七月十九日　海軍省令第七四號

第 3 節　ドイツ医学の普及

　わが国における近代医学教育の発展は、お雇い外国人の来日とともに、ま
ずは進められた。教育機関は、大学東校（明治 2 年 12 月～）、東校（明治 4 年
7 月～）、第一大学区医学校（5 年 8 月～）、東京医学校（7 年 5 月～）、東京
大学医学部（10 年 4 月～）、帝国大学医科大学（19 年 3 月～）、東京帝国大学
医科大学（30 年 6 月～大正 8 年 3 月）と細かい変遷をみせたが、そこでは次
のドイツ人医師が活躍した。

　　　ミュルレル （陸軍軍医／外科）　明治 4 年 7 月～7 年 8 月　外科、婦人科、
　　　　　　　　　　　　　　　　　　　眼科
　　　ホフマン　 （海軍軍医／内科）　明治 4 年 7 月～7 年 8 月　内科
　　　デーニッツ （解剖学）　　　　　明治 6 年 7 月～9 年 7 月　解剖学
　　　シュルツェ （陸軍軍医／外科）　明治 7 年 12 月～10 年 10 月　外科、眼科
　　　　　　　　　　　　　　　　　　　明治 11 年 7 月～14 年 4 月
　　　ウェルニヒ （内科）　　　　　　明治 7 年 12 月～11 年 11 月　産婦人科、
　　　　　　　　　　　　　　　　　　　内科
　　　ランガルト （製薬化学）　　　　明治 8 年～14 年 11 月　製薬化学、普通化
　　　　　　　　　　　　　　　　　　　学
　　　ベルツ　　 （内科）　　　　　　明治 9 年 12 月～35 年 7 月　内科
　　　チーゲル　 （生理学）　　　　　明治 10 年 1 月～16 年 1 月　生理学、衛生
　　　　　　　　　　　　　　　　　　　学、裁判化学
　　　ギールケ　 （解剖学）　　　　　明治 10 年～13 年 5 月　解剖学
　　　ディッセ　 （解剖学）　　　　　明治 13 年 2 月～20 年 5 月　解剖学、組織
　　　　　　　　　　　　　　　　　　　学
　　　スクリバ　 （外科）　　　　　　明治 14 年 6 月～34 年 9 月　外科、皮膚科、
　　　　　　　　　　　　　　　　　　　梅毒学

人　物

ミュルレル（Müller、Benjamin Carl Leopold）

文政 7（1824）～明治 26（1893）年（69 歳）、ドイツ

【お雇い外国人（陸軍軍医）】1842 年よりボン大、次いでベルリン大で外科専
攻、1847 年ベルリン大附属病院医師、フリードリッヒ・ウィルヘルム軍医
学校講師、1855 年ベルリン大病院、1856 年よりハイチの陸軍・陸軍病院の
医務総監督、1867 年ドイツに帰る。明治 2（1869）年の日本政府の独医学採
用により、4 年 7 月ホフマンとともに来日、大学東校で外科、産婦人科、眼
科を講義、また教頭となり、日本の近代医学教育の確立に貢献した。7 年 8
月任期満了、11 月宮内省雇、8 年帰国。帰国後、ラスタット守備隊附上級
2 等軍医として勤務の後、同地で開業。東大医学部構内に記念碑あり。［著
書］東京 - 医学（石橋長英、小川鼎三、今井正訳 昭和 50）［伝記］ミュルレル
とホフマン（石橋長英、小川鼎三、お雇い外国人 9 医学 昭和 44）、ミュルレル
とホフマン 最初のドイツ人お雇い医師（酒井シヅ『医学近代化と来日外国人』、
昭和 63）

ホフマン（Hoffmann、Theodor Eduard）

天保 8（1837）～明治 27（1894）年（57 歳）、ドイツ

【お雇い外国人（内科）】1858 年ブレスラウ大医学部入学、1860 年ベルリ
ン・軍医学校に転向、1862 年卒業、1863 年、医師国家試験合格、1863 年ベ
ルリン大内科（トラウベ教授）・助手、1866 年海軍医官、明治 4（1871）年 7
月ミュルレル（外科）とともに、文部省雇として来日。大学東校にて内科学
を担当、明治 7 年宮内省雇、8 年帰国。帰国後、1882 年ラスタット守備隊
附（上級 2 等軍医）、1885 年退役年、内科開業。在日中、わが国の学制創設
期にプロシアの学校制度を紹介した「ホフマン建議」を行っている。［評伝］
ミュルレルとホフマン 最初のドイツ人お雇い医師（酒井シヅ『近代医学化と
来日外国人』、昭和 63）

デーニッツ（Dönitz、Wilhelm）

天保 9（1838）～明治 45（1912）年（73 歳）、ドイツ

【お雇い外国人（解剖学）】1863年医師試験に合格、ベルリン大ラインハルト教授の下で解剖学を学ぶ。明治政府との契約に基づき、明治6（1873）年7月来日、東京医学校解剖学教授に就任。解剖学を専攻した初めての教授として、解剖学・組織学・胎生学の講義、実習を担当とした。9年7月満期退職、警視庁の専門雇医となり西南の役で負傷兵の治療にあたったが、12年8月契約期限修了、佐賀県佐賀郡立病院および附属医学校の医師兼教師に就任、13年いったん帰国したが、10月再来日、佐賀に戻る。18年11月離日、独に帰国、コッホの下で研究に従事した。東京医学校在任中、わが国における病理解剖第1号を行った。佐賀滞在中、クモ類の採取に励み、北西九州地方で約300種を採取した。佐賀がわが国におけるクモ学発祥の地と呼ばれる理由である。［著書］虎列刺病予防並治法講義（述 明治10）、断訟医学増補版（安藤卓爾他訳 明治15）［伝記］御雇教師ウィルヘルム・デーニッツ［小関恒雄 日本医史学雑誌⑴23巻3号、昭和52、⑵26巻4号、昭和55］

シュルツェ（Schultze、Emil August Wilhelm）
天保11（1840）～大正13（1924）年（84歳）、ドイツ
【お雇い外国人（外科）、陸軍軍医】1863年ベルリンのフリードリッヒ・ウィルヘルム医学校（陸軍軍医学校）卒。普仏戦争従軍、従軍後、ロンドン大リスター教授に石灰硝酸消毒法を学び、明治5（1872）年4月帰国、7年9月池田謙斎と来日契約。12月来日、東京医学校にて外科、眼科担当、10年10月解雇、帰国、11年7月再来日、任期満了、14年4月離日。帰国後、シュッテッティン・歩兵第2聯隊附軍医、1883年市立病院長、1890年引退、フライブルグに居住、第一次大戦にはフライブルグ陸軍病院に勤務。ミュルレル（前任者）、スクリバ（後任者）とともに、わが国外科学近代化の恩人。リスターの消毒法をわが国に導入、いくつかの人手術を行ったが、陰嚢水腫根治手術などで、内臓外科は行っていない。［参考］明治初期御雇医師夫妻の生活 シュルツェ夫人の手紙から（ヘゼキール編著、北村智明、小関恒雄訳 昭和62）

ウェルニヒ（Wernich、Albert Ludwig Agathon）

天保 14（1843）〜明治 29（1896）年（52 歳）、ドイツ

【お雇い外国人（産婦人科、内科）】1843 年ドイツのエルビングに生まれ、ケーニヒスベルクで医学を修め、67 年卒業。プラハ、ミュンヘン、ライプチヒ、ベルリンの各大学で学び、68 年ベルリン・エリザベート病院勤務、70 年〜71 年普仏戦争従軍、ベルリン大産婦人科講師。明治 7（1874）年 12 月、東京医学校に招かれ、ミュウレルの後任として産婦人科を、また、ホフマンの後任として内科を教授した。9 年 11 月任期満了。帰国後、ベルリン大病理・治療学講師、1881 年ベルリン市衛生技師。［伝記］お雇い外国人 9 医学（石橋長永、小川鼎三 昭和 31）

ランガルト（Langgard、Alexander）

弘化 4（1847）〜大正 6（1917）年（70 歳）、ドイツ

【お雇い外国人（薬学）】ベルリン大で薬理学を学ぶ。明治 8（1875）年、日本政府に招かれ、東京大学薬学部の基礎を作った他、医学部で薬理学を兼務、初版「日本薬局方」編纂に参与し、ドイツ文原文作成に寄与した。1881 年帰国、ベルリン大薬理研究所教授を務めた。

ベルツ（Baelz、Erwin von）

嘉永 2（1849）〜大正 2（1913）年（64 歳）、ドイツ

【お雇い外国人（内科）】1872 年ライプチヒ大卒（在学中、普仏戦争に従軍）。病理学（ワグネル教授）・助手、内科（ウンデルリヒ教授）・助手、1875 年ライプチヒ大病院に入院した相良玄貞（相良知安の弟）を診療したのが契機となり、明治 9（1876）年 6 月東京医学校教師として来日、生理学・薬物学を講じ、後、内科学専任講師となる。精神医学・病理学をも講じた。23 年明治天皇侍医・宮内省御用掛、35 年退職、38 年 6 月帰国。明治 25 年帝大名誉教授、33 年勲一等瑞宝章、38 年旭日大綬章、また、東京帝大退職時（35 年）恩給（終身年金 2000 円）が給与された。当時の日本の風土病をはじめとする疾病（恙虫病、脚気、肝ジストマなど）の研究のほか、蒙古斑、狐憑きなどにも注目、温泉療法の有効性を紹介した。ベルツ水（化粧水）を創製したこと

でも知られる。東大構内、群馬県草津町に記念碑がある。明治20年頃、荒井はつ（花）と結婚。［著書］日本鉱泉論（明治13）、内科病論（明治22〜23）、診断学（鼈氏）（明治29）［自伝］ベルツの「日記」（浜辺正彦訳 昭和14）

チーゲル（Tiegel、Johann Ernst）
嘉永2（1849）〜明治22（1889）年（40歳）、ドイツ
【お雇い外国人（生理学）】ベルン大にて医学を修め、1867年ハイデルベルグ大、ライプチヒ大にて研究に従事、1872年医博取得、1875年シュトラスブルグ大生理学（ゴルツ教授）・助手。明治10（1877）年1月、日本政府の招聘により来日、東京医学校、東大（旧）にて生理学、衛生学、裁判化学の講義を担当、16年1月任期満了、帰国。［講義録］医科全書生理篇（明治12）、国政医論（明治12）、衛生汎論（明治12）

ギールケ（Gierke、Hans Paul Bernard）
弘化4（1847）〜明治19（1886）年（38歳）、ドイツ
【お雇い外国人（解剖学）】1847年ドイツのステッテインで生まれ、ヴュルツブルグにて医学を学び学位取得、ブレスラウ大生理にて呼吸中枢の研究に従事した後、ヴュルツブルグ大助手（比較解剖学・組織学：ケルテル教授）を務めた。明治10（1877）年、日本政府に招かれ、東京大学医学部にて解剖学を教授した。明治13年5月満期解任、帰国後、ベレスラウ大助手、1882年助教授、1883年病気のため退職。［伝記］お雇い外国人9 医学（石橋長永、小川鼎三 昭和31）

ディッセ（Disse、Joseph）
嘉永5（1852）‐大正元（1912）年（59歳）、ドイツ
【お雇い外国人（解剖学）】ゲッチンゲン、ヴュルツブルグ、ミュンヘン、エルランゲンの各大学にて医学を専攻、1875年エルランゲン大より学位取得・助手、シュトラスブルグ大解剖（ワルダイエル教授）・助手。明治13（1880）年2月東大（旧）解剖学教師として来日。解剖学を担当、18年小金井良精（解剖学）の帰国に伴い、初の病理学専任教師に転任、20年5月任期

満了、帰国。帰国後、ベルリン大ワルダイエル教授の下に帰り、マールブル
グ大教授に就任。肝細胞と類洞の間の領域である類洞周囲腔は、ディッセ腔
と呼ばれる。

スクリバ（Scriba、Julius Karl）

嘉永元（1848）～明治 38（1905）年（56 歳）、ドイツ

【お雇い外国人（外科）】1874 年ハイデルベルグ大卒（在学中、普仏戦争に従
軍）。ベルリン大にて外科研修、明治 14（1881）年 6 月シュルツェの後任と
して来日、東大（旧）にて医科大学第一医院に勤務して、外科学、外科臨床
講義、裁判医学、皮膚科学及黴毒学、眼科学（22 年以降は外科学、外科臨床
講義のみ）を担当した。34 年 9 月退職、退職後、聖路加病院外科主任、病の
ため鎌倉に引退、38 年 1 月東京にて逝去。日本の外科学の基礎づくりの貢
献者。多くの人材を育成するとともに、リスターの石灰酸防腐法と創傷療法
を導入して、外科的感染症を一掃した。妻は日本人神谷ヤス。東大医学部構
内にベルツとともに記念碑がある。［伝記］スクリバ先生（近藤次繁、関場不
二彦、田代義徳、芳賀栄次郎 中外医事新報 1240 号、昭和 12）、日本近代化の先
駆者たち（手塚龍麿 昭和 50）

東京大学卒業生の府県立医学校への赴任によるドイツ医学の普及

　明治 7（1874）年 8 月、東京・京都・大阪を対象に「医制」が公布された。
12 年 2 月の医師試験規則では「官立または欧米の大学にて医学卒業証書を
得たもの」は無試験で医師の資格が得られ、15 年 5 月制定の医学校通則は、
医学校を甲種（修業年限 4 年以上）、乙種（修業年限 3 年）に分けたうえ、①
3 名以上の医学士をもって教諭に充つること、②生徒の員数に相当せる助教
を置くこと、③ 4 年以上の学期を定め、教則並びに試験法を完備せること、
④附属病院において生徒の実地演習を為すこと、以上を備えた甲種医学校の
卒業生は 17 年 1 月より無試験で免状が得られることとなった。

甲種医学校の認可と廃止

明治 15 年 5 月　　長崎医学校／（官立）第五高等中学校 ⇒ 長崎大学医学部

　　　　　　　　　府立大阪医学校 ⇒ 大阪大学医学部

　　　　10 月　　　県立千葉医学校／（官立）第一高等中学校 ⇒ 千葉大学医学部

　　　　11 月　　　京都府医学校 ⇒ 京都府立医大

明治 16 年 1 月　　愛知医学校 ⇒ 名古屋大学医学部

　　　　3 月　　　宮城医学校／（官立）第二高等中学校 ⇒ 東北大学医学部

　　　　　　　　　和歌山県医学校*、熊本県医学校*

　　　　6 月　　　三重県医学校*、福岡医学校*、徳島医学校*

　　　　8 月　　　新潟医学校*、秋田医学校*

　　　　　　　　　岡山県医学校／（官立）第三高等中学校 ⇒ 岡山大学医学部

明治 17 年 3 月　　石川県甲種医学校／（官立）第四高等中学校、広島病院附属医学部*

　　　　5 月　　　福島医学校*

　　　　7 月　　　大分県立医学校*

　　　　8 月　　　岩手県立医学校*

　　*20 年 10 月、勅令により廃止、府県立医学校は地方税による支弁を廃止。

　医師免許規則、医術開業試験規則は、明治 16 年 10 月に制定され、17 年 1 月に施行された。20 年、高等中学校に医学部が設置され、医学教育は原則、国が行うこととなった。

ドイツ留学によるドイツ医学の普及

　ドイツ留学は公費・私費によりその目的が明瞭である（本書第 4 章を参照）。

　公費の場合、ドイツ人に代わる日本人教授の育成（文部省）、医学校の教官の学識向上（文部省、総督府、府県）、職員の学識向上（陸軍、海軍、内務省、

明治14年の東京大学卒業生及び医学士の各府県立医学校への赴任状況

1	北海道		23	岐阜	
2	青森	松沢（9）・魚住（12）	24	滋賀	神保（14）
3	岩手	沼浪（13）	25	三重	野口（9）・佐藤（12）
4	秋田	吉田（9）・中村（9）	26	京都	新宮（14）
5	宮城		27	奈良	
6	山形		28	大阪	神内（12）・（25）熊谷（12）
7	福島	中浜（14）・三浦省（9）	29	和歌山	半井（12）
8	新潟	三崎玄（9）・及川（14）・長町（14）	30	兵庫	神田（13）
9	富山		31	鳥取	
10	石川	伴野（13）・外山（13）	32	岡山	清野（12）・菅（13）・山縣（14）
11	福井	河野（12）	33	島根	佐々木（12）
12	茨城		34	広島	須田（9）・猪原（14）・榎本（14）
13	栃木	長谷川（9）・石黒（12）	35	山口	
14	群馬	山崎泰（9）	36	香川	
15	千葉	長尾（13）・石川（13）	37	徳島	
16	埼玉		38	愛媛	渡辺（9）・三浦浩（9）・中村（14）
17	東京		39	高知	柳下（9）
18	神奈川		40	福岡	大河内（9）・大森（12）・熊谷（12）
19	山梨		41	大分	鳥潟（12）・魚住以（14）
20	長野	野並（12）	42	佐賀	
21	静岡	大川（9）・室賀（9）	43	長崎	
22	愛知	鈴木（13）・熊谷（14）・奈良坂（14）	44	熊本	浜田（13）・弘田（13）
			45	宮崎	
			46	鹿児島	橘（9）・佐野（14）
			47	沖縄	

＊（　）は卒業年度。

〔出典〕吉良枝郎：明治期におけるドイツ医学の受容と普及―東京大学医学部外史、築地書館、2010

司法省、宮内省）などを目的とする。一方で、私費の場合は、有力私立病院の医師研修や「ドクトル」を目指した留学が盛んにおこなわれた。

　わが国における公費留学制度は、まず明治3年12月「海外留学規則」に始まり、8年5月「文部省貸費留学生規則」、15年2月「官費留学生規則」（東京大学卒業生を対象とする）、18年12月「官費留学生規則改正」（対象が東京大学卒業生、直轄学校専門科・師範学科卒業生に拡大される）と続く。さらに25年11月「文部省外国留学生規程」、大正9年9月「文部省在外研究員規程」が制定され、11年1月「在外研究員規程」により文部省・外務省・宮内省・内務省・農商務省の各省在外研究員規程が統合された。

　明治3年10月、第1回国費留学生は、大学東校の池田謙斎・相良元貞・大石良二・長井長義・大澤謙二・山脇玄・岩佐厳（今井厳）・木脇良、荒川邦三、ドイツ留学中の佐藤進・萩原三圭・北尾次郎・尾崎平八郎・青木周蔵・佐藤百太郎であった。

　また、明治12年11月に渡航した第1回文部省貸費留学生は、梅錦之丞（眼科学、16年1月帰国、17年10月帝大初代教授、18年12月退官）・清水郁太郎（産婦人科学、16年1月帰国、17年6月帝大初代教授、18年12月結核のため逝去、27歳）・新藤二郎（病理、病気のため途中帰国、帰国後松山医学校長）の3名である。

人　物

池田 謙斎（いけだ・けんさい）

天保12（1841）～大正7（1918）年（76歳）、越後（新潟）

【陸軍軍医（外科）】旧姓入沢。緒方洪庵に入門、文久2（1862）年西洋医学所入学、才を認められ、元治元（1864）年幕府医官池田秀真の養子となり池田謙斎と改名、同年、長崎精得館にてボードウィン、マンスフェルト、ハラタマに学ぶ。維新の際、兵部省医師として戊辰の役従軍。明治2（1869）年7月大学東校に入り大助教、独留学（大学東校派遣、3年12月～9年5月 ベルリン大に学び学位取得）、帰国後、9年6月（陸軍軍医監）、兼宮内省御用掛（侍医）、7月東京医学校長、10年4月東大（旧）医学部綜理（初代 ～14年6月）、西南の役に従軍、19年2月宮内省侍医局長官、22年7月侍医局長、日

清戦争従軍（27 年～28 年）、28 年 6 月成蹊堂医院開院、31 年 2 月退任、35
年 9 月宮中顧問官。橋本綱常、三宅秀、高木兼寛、大沢謙二とともにわが国
最初の医学博士（東京帝大評議会推薦：明治 21 年 5 月）。入沢恭平（蘭方医、
入沢達吉の父）は実兄。［著書］プロイセン国ベルリン 1890～1893（昭和 59）
［自伝］回顧録（入沢達吉編 大正 6）　［伝記］東京帝大医学部綜理（長谷川つ
とむ 平成元）、明治天皇の侍医池田謙斎（高崎斐子 平成 3）、東大医学部初代
綜理池田謙斎 池田文書の研究 上（池田謙斎研究会編 平成 18）、下（平成 19）

梅　錦之丞（うめ・きんのじょう）

安政 5（1858）～明治 19（1886）年（27 歳）、出雲（島根）

【眼科】浪速仮病院医学校より東京医学校に転じ、明治 11（1878）年 11 月東
大卒（第 1 回生）。独留学：第 1 回文部省貸費留学生（眼科学）、12 年 7 月発
令、11 月渡航、12 年冬学期～15 年冬学期ベルリン大在籍（眼科：シュワイ
ガー教授、ブレヒト教授）、16 年 1 月帰国、16 年 1 月東京大学講師、17 年 10
月教授（わが国最初の眼科教授）、18 年 12 月退官。明治 12 年 7 月、佐々木政
吉、清水郁太郎、片山国嘉、新藤二郎、清野勇らとともに、わが国最初の医
学士。東大における日本人教授育成のため、12 年第 1 回留学生として清水
郁太郎（産婦人科）、新藤二郎（病理）とともに選ばれ、独逸留学、帰国後、
スクリバに代わり眼科の講義・診療を担当した。17 年日本における眼科専
門学者集会の最初となる眼科専門会を、須田哲造、井上達也、安藤正胤らと
共に設立した。しかし、生活が乱れ、病を得て辞職せざるを得ないこととな
り、再び、スクリバが眼科を担当した。ベルリン大学留学中、検眼器を発明。
［伝記］我が国最初の眼科教授梅錦之丞先生（山賀　勇：日本医事新報 1640 号
昭和 30）

清水　郁太郎（しみず・いくたろう）

安政 4（1857）～明治 18（1885）年（27 歳）、備後（広島）

【産婦人科】藩校誠之館を経て、明治 4（1871）年正月上京、3 月大学南校
ドイツ学教場に入り、大学東校に転じ、10 年 4 月東大（旧）医学部本科 1
回生、12 年 10 月卒。独・墺留学：第 1 回文部省貸費留学生（産婦人科学）、

〔ドイツ留学事情〕　ドイツ・オーストリアの大学所在地

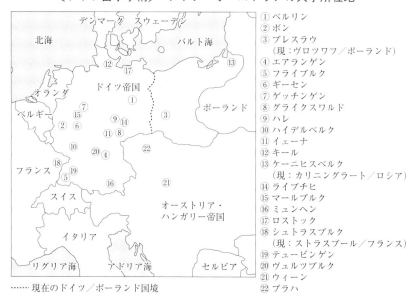

① ベルリン
② ボン
③ ブレスラウ
　（現：ヴロツワフ／ポーランド）
④ エアランゲン
⑤ フライブルク
⑥ ギーセン
⑦ ゲッチンゲン
⑧ グライクスワルド
⑨ ハレ
⑩ ハイデルベルク
⑪ イェーナ
⑫ キール
⑬ ケーニヒスベルク
　（現：カリニングラート／ロシア）
⑭ ライプチヒ
⑮ マールブルク
⑯ ミュンヘン
⑰ ロストック
⑱ シュトラスブルク
　（現：ストラスブール／フランス）
⑲ テュービンゲン
⑳ ヴュルツブルク
㉑ ウィーン
㉒ プラハ

…… 現在のドイツ／ポーランド国境

	大学	創立年	学生数	（医学生）	部屋代(DM/月)	医学部学籍登録者数*
1	ベルリン	1810	13,400	(1,400)	20〜30	297
2	ボン	1818	9,300	(240)	18〜30	12
3	ブレスラウ	1702	2,000	(204)	25〜30	36
4	エアランゲン	1743	900	(320)	10〜15	33
5	フライブルク	1457	1,450〜1,500	(350)	25〜30	42
6	ギーセン	1607	1,000	(350)	18〜20	16
7	ゲッチンゲン	1734	1,400	(150)	15〜25	47
8	グライクスワルド	1456	700	(180)	10〜15	26
9	ハレ	1502	900	(190)	20〜30	27
10	ハイデルベルク	1386	1,350	(250)	15	38
11	イェーナ	1558	750	(136)	10〜15	18
12	キール	1665	930	(315)	20〜30	6
13	ケーニヒスベルク	1544	1,100	(200)	15〜30	5
14	ライプチヒ	1409	3,800	(520)	18〜36	39
15	マールブルク	1527	1,200	(170)	10〜15	31
16	ミュンヘン	1472	4,300	(1,200)	25〜35	183
17	ロストック	1419	550	(130)	20〜25	28
18	シュトラスブルク	1631	1,200	(530)	20〜30	53
19	テュービンゲン	1479	1,300	(180)	13〜16	13
20	ヴュルツブルク	1582	1,300	(510)	18〜25	83

*1893年冬学期までの登録者数　〔資料〕森川潤：明治期のドイツ留学生、雄松堂出版、2008

　1DM：約1,000円、3年間の留学として往復旅費、滞在費で約7,000円（現在の700万円）が
　必要と記載されている。

〔出典〕医学生独逸留学地案内、医海時報 668号、明治40年4月6日

12 年 7 月発令、11 月渡航、ベルリン大、ウィーン大にて産婦人科を中心に研修、16 年 1 月帰国。16 年 3 月東大（旧）講師、17 年 6 月教授（初代）、在任中、18 年 2 月、肺結核のため熱海で逝去。▽わが国最初の産婦人科担当教授。[伝記] 清水郁太郎先生（長谷川敏雄　日本医事新報 1585 号　昭和 29）

新藤　二郎（しんどう・じろう）
安政 4（1857）〜昭 3（1928）年、三河（愛知）
【病理学・病理解剖学】旧姓：浅井、明治 12（1879）年 10 月東大卒。独留学：第 1 回文部省貸費留学生（病理学・病理解剖学）、11 月渡航、12 年冬学期・13 年夏学期ベルリン大在籍、13 年 2 月病気帰国。帰国後、16 年松山医学校長、17 年退職。

第 4 節　ドイツ医学時代の終わり
―第一次世界大戦勃発時の独・墺医学留学生―

　明治の開国（明治元 /1868 年）から第一次世界大戦勃発（大正 3/1914 年 8 月）までの 47 年間に 1,000 名以上の日本人医師がドイツ医学を学ぶべく、ドイツ・オーストリア・スイスに留学した。大戦勃発時、ドイツ・オーストリア・スイスには 180 名前後の医学留学生が滞在していた。医学に限らず「ドイツ一辺倒の時代」が続いていただけに留学生にとっては想定外のことであった。しかし、東アジアをめぐる情勢は、ドイツ医学採用の時期とは大きく変貌していた。ドイツの持つ中国・山東収益、南太平洋諸島の収益の獲得を目指して、わが国は日独開戦に踏切った。そして、ドイツの敗戦は、アメリカの勃興、アメリカ医学の勃興とともにドイツ医学の時代は終わりを告げることとなった。

日独開戦前に退去した医学留学生 (1)

氏名	出身校（年）	留学時（前）所属・地位	留学先	帰国	帰国後 所属・地位	専門
[陸軍留学生]						
飯田宗蔵	東京帝大（明治38）	（陸軍一等軍医）	ギーセン大			
石原 忍	千葉県医学校（明治36）	（陸軍医学校教官）（陸軍一等軍医）	ミュンヘン大	3年11月	東京帝大教授	眼科
榎本尚治	東京帝大（明治38）	（陸軍一等軍医正）	キール大			
織戸悦三	東京帝大（明治38）	（陸軍三等軍医）	ベルリン	3年11月	陸軍軍医学校教官 開業（東京）（大正4年7月逝去）	整形外科
百瀬五郎	京都帝大（明治40）	（陸軍一等軍医）	ベルリン大	4年11月	三島衛戍病院長	内科
吉岡量平	福岡医大	（陸軍一等軍医）	ミュンヘン大			
[海軍留学生]						
小島政介	東京帝大（明治36）	海軍省医務局（海軍軍医少監）	ベルリン・ウルシン病院 フライブルク大	6年1月	海軍大学校教官	内科
鈴木覚之助	四高（明治29）	遣英艦隊敷馬軍医長（海軍軍医中監）	ベルリン大	4年5月	横須賀海軍病院長（軍医中将）	外科
[宮内省派遣]						
伊勢錠五郎	帝大（明治13）	侍医	ベルリン大	3年10月	侍医	内科
[文部省留学生]						
石坂伸吉	東京帝大（明治40）	金沢医専教授	ライプチヒ大	3年10月	金沢医大学長	生理学
板垣政彦	京都帝大（明治40）	京都帝大福岡医大助手	ベルリン工大	6年8月	九州帝大教授	生理学
小野寺直助	東京帝大（明治40）福岡医大	九州帝大助手	ウィーン工大	5年9月	九州帝大教授	内科
加藤誠治	三高（明治29）	岡山医専教授	ウィーン大	3年10月	岡山医専教授	細菌学
加藤登治郎	東京帝大（明治40）	仙台医専教授	ウィーン大	4年12月	東北帝大教授	内科
清野謙次	京都帝大（明治42）	京都帝大助手	フライブルク大	3年11月	京都帝大教授	病理学

(2)

氏名	卒業校	職	留学先	年月	帰国後	専門
酒井卓造	千葉医専（明治34）	千葉医専教授	ケーニヒスベルク大	3年11月	千葉医大教授	内科
島田吉三郎	四高（明治29）	新潟医専教授	ミュンヘン大	3年10月	京都府立医大教授	解剖学
菅沼定男	京都府立医大（明治39）	新潟医専教授	ミュンヘン大	3年10月	慶応大教授	眼科
杉田直樹	東京帝大（大正元）	東京帝大講師	ベルリン大	3年10月	名古屋帝大教授	精神科
須藤憲三	試験合格（明治26）	東京帝大助教授	ベルリン大	3年10月	金沢医専教授	医化学
関口蕃樹	東京帝大（明治41）	東京帝大大学院	ベルリン大	3年11月	東北帝大教授	外科
田村於菟兎	京都帝大（明治41）	京都帝大福岡医大助教授	フライブルク大	3年10月	岡山医大学長	病理学
辻　寛治	京都帝大（明治39）	京都帝大助教授（鹿児島県立病院部長）	ベルリン大	6年6月	京都帝大教授	内科
[伝研派遣]						
戸田正三	京都帝大（明治43）	京都帝大助手	カールスバーデン工大	5年12月	京都帝大教授	衛生学
中村八大郎	京都帝大（明治38）	京都帝大助教授	ヴュルツブルク大	3年10月	金沢医大教授	病理学
眞鍋嘉一郎	東京帝大（明治37）	（陸軍二等軍医）	ベルリン大	3年12月	東京帝大教授	物療内科
森田資孝	東京帝大（明治34）	愛知県立医専教諭	ウィーン大	3年11月	開業（名古屋・東区）	内科
八木清一	京都帝大（明治41）	京都帝大助教授	フライブルク大	5年2月	東北帝大教授	薬理学
大谷彬亮	京都帝大（明治39）	（伝研助手）	ザクセン国立血清研究所	3年10月	慶応大教授（初代）	内科
[総督府派遣]						
氏原均一	東京帝大（明治37）	台南医院長	ベルリン大	3年11月	横浜十全病院長	内科
覓　翠	東京帝大（明治39）	台湾医学校教授	プラハ大	5年6月	千葉医大教授	内科
藤井虎彦	東京帝大（明治35）	朝鮮総督府医院	キール大	3年10月	京城医専教授	産婦人科
[附県派遣]						
浅井猛郎	愛知県立医学校（明治34）	愛知県立医学専門学校教授	ミュンヘン大	3年11月	愛知帝大教授	解剖学
小沢修造	東京帝大（明治40）	大阪府立高等医学校教諭	キール大	4年4月	大阪帝大教授	外科
黒田三樹三	愛知県立医学校（明治33）	愛知県立医学校教授	フライブルク大	3年11月	開業（名古屋）	薬物学

(3)

氏名	出身校（年）	留学時（前）所属・地位	留学先	帰国	帰国後 所属・地位	専門
河本軍次郎	京都帝大 京都医大（明治40）	鹿児島県立病院部長	キール大	4年8月	大阪赤十字病院部長	眼科
塚口利三郎	大阪府立高等医学校（明治34）	大阪府立高等医学校教諭	キール大	4年5月	大阪医大教授	解剖学
常岡良三	京都府医学校（明治31）	京都府医学校教諭	ベルリン大	4年1月	京都府立医大教授	細菌学
長崎仙太郎	大阪府立医学校（明治34）	大阪府立高等医学校教諭	ハイデルベルク大	4年10月	大阪医大教授	薬学
西村美亀五郎	東京帝大（明治34）	兵庫県立病院部長	プラハ大	5年3月	開業（神戸）	眼科
木庄謙三郎	京都帝大 京都医大（明治36）	京都府立医大教諭	ベルリン大	3年10月	（6年5月逝去）	小児科
松岡全二	大阪府立高等医学校（明治40）	大阪府立高等医学校助手	ケーニヒスベルク大		大阪医大（予科）教授	医化学
松村茂秀	大阪府立高等医学校（明治43）	大阪府立高等医学校助手	ゲッチンゲン大	3年11月	東京医専教授	薬物学
【満鉄派遣】 稲葉逸好	京都帝大 京都医大（明治37）	大連病院医長	ベルリン・コッホ研	3年10月	満州医大教授	小児科
唐沢準吉	京都府立医専（明治36）	大連医院医員	ミュンヘン大		満鉄大連病院	内科
久野寧	愛知医専（明治36）	南満医学堂教授	ライプチヒ大	3年8月	名古屋帝大教授	生理学
佐藤浅次郎	京都帝大（明治38）	満鉄撫順炭鉱医院医員	ベルリン大	3年10月	満州撫順炭鉱病院長	小児科
鶴見三三	東京帝大（明治38）	南満医学堂教授	ベルリン・伝研	4年8月	名古屋帝大教授	衛生学
戸谷銀三郎	京都帝大（明治41）	南満医学堂教授	フライブルク大	5年6月	名古屋帝大学長	内科
林栄	京都帝大（明治40）	満鉄大連医院部長	フライブルク大	4年1月	満州医大教授	産婦人科
村田宮吉	大阪府立高等医学校（明治39）	南満医学堂教授	フライブルク大	3年10月	大阪帝大教授	病理

(4)

氏名	出身校（卒業年）	留学前経歴	留学先	帰国年月	帰国後の病院・役職	専門科
大和良作 [日赤派遣]	長崎医専（明治33）	満鉄大連医院部長	ミュンヘン大	3年8月	満鉄遼陽病院長	皮膚・泌尿器科
井岡忠雄	京都帝大（明治37）	日赤大阪支部病院婦人科医長	プラハ・ドイツ大	4年11月	日赤大阪支部病院医長	産婦人科
大島恒義	京都帝大（明治40）	日赤病院	ベルリン大	3年10月	東京日通病院長	外科
丸山震五郎	東京帝大（明治30）	日赤和歌山支部病院部長	ベルリン セイキヘル病院	3年11月	開業（和歌山）	外科
[私費（病院負担を含む）]						
青山徹蔵	東京帝大（明治39）	東京帝大助手	ライプチヒ大	3年10月	東京帝大教授	内科
赤津諏内	台湾医専（明治41）	台湾医院 台北医院	ミュンヘン大	5年5月	東京星製薬細菌部部長	性病科
浅山忠愛	京都帝大（明治39）京都医大	京都帝大助教授	ベルリン大	4年11月	京都府立医大教授	内科
有馬頼吉	大阪高等医学校	大阪高等医学校助教諭	ベルリン大	3年10月	大阪市立刀根山療病院長（初代）	内科
荒井恒雄	東京帝大（明治44）	三井慈善病院	ローザンヌ大 ベルン大	5年6月	東京医専教授	内科
安藤成正	千葉医専（明治40）三高（明治28）	東京耳鼻科医院 伊勢富田病院長	ミュンヘン大 ベルリン大 クライフスワルド大	4年	開業（東京）	耳鼻咽喉科
飯田依三			ケルン・アカデミー ハレ大	3年10月	開業	産婦人科
池田寨雄	東京帝大（明治43）	東京帝大第3内科	ベルリン大	5年6月	聖路加国際病院 開業（東京）	内科
石黒厳蔵						
伊藤欣二	千葉医専（明治43）		プラハ大			
井上文蔵	東京帝大（明治40）	東京帝大第3内科助手	ベルリン大	3年11月	浅草寺病院長	内科
岩嵜恵松	京都帝大（明治42）福岡医大	大分・朝見病院	ゲッチンゲン大	5年2月	小倉市民病院副院長	外科
岩村金三郎	京都帝大（明治37）	京都帝大小児科助手	ミュンヘン大	3年10月	長崎医大教授	小児科
宇治永清之助	岡山医専（明治40）三高（明治32）	開業			開業（広島）	
内島昌雄		開業（徳島）	ハイデルベルク大	3年12月	開業（徳島）	学校医

氏名	出身校（年）	留学時（前）所属・地位	留学先	帰国	帰国後 所属・地位	専門
内田賢助	京都府立医専（明治45）	東京帝大病院	ミュンヘン大		開業（ウィーン）	内科
梅田信義	京都帝大（明治42）	京都帝大医化学	ベルリン大	5年11月	京都府立医専教授	内科
浦野多門治	千葉医専（明治41）	（新潟医専助手）	ウィーン大	3年12月	岡山医専講師（初代レントゲン科）	放射線科
太田孝之	東京帝大（明治38）	東京帝大助手	ベルリン大	3年11月	千葉医専教授	小児科
大滝潤泉	東京帝大（明治35）	順天堂内科	ミュンヘン大	3年10月	順天堂内科主任	内科
大谷彬亮	京都帝大（明治39）	伝研助手	フランクフルト・ザクセン国立血清学研究所	3年10月	慶大教授	内科
大塚俊之		県立大分病院部長	ベルリン、ゲッチンゲン他	3年10月		産婦人科
鴻　海蔵	千葉医専（明治33）	千葉医専講師	ミュンヘン大	3年11月	千葉医専教授	眼科
大野正孝	京都府医学校（明治36）		ミュンヘン大	3年11月	開業（大阪）	内科
大家武夫	仙台医専（明治41）	東京帝大助手	ベルリン大	6年4月	開業（仙台市）	外科
岡田清三郎	東京帝大（明治43）		ベルリン大	3年8月	千葉医大教授	内科
岡田人入	試験合格（明治35）愛知県医学校（明治36）	第2衛戍病院付（陸軍一等軍医）	ミュンヘン大		開業（神戸）	産婦人科
岡本晴一	大阪府立高等医学校（明治39）				開業（東京）	眼科
尾関　栄	東京帝大（明治38）	（京都帝大福岡医大助手）	シュトラスブルク大	3年10月	大阪医大教授	小児科
小野通衛	東京帝大（明治43）		ハイデルベルク大	6年2月	開業（福岡・城島町）	耳鼻咽喉科
片山国幸	東京帝大（明治43）	（東京帝大整形外科）	ケルン大	3年11月	東京慈恵会医大教授	整形外科
門脇俊二						
唐沢準吉	京都府医学校（明治36）	京都東山病院副院長　台湾総督府医院	ミュンヘン大	3年10月	病院勤務（満州）	産婦人科
神戸敏郎	試験合格（明治37）	前田眼科医院	イエナ大	3年10月	開業（名古屋）	眼科

(6)

氏名	学歴	職	留学先	年月	帰国後	専門
菊池武熊	熊本医専（明治41）	大阪回生病院	イエナ大	3年10月	西宮回生病院長	外科
北川光雄	金沢医専（明治39）	前橋・山田医院	ミュンヘン大	3年10月	開業（群馬）	外科
及能龍一	東京帝大内科	東京帝大（明治41）	ベルリン大	5年12月	横浜市立十全医専校長 横浜市立病院長	糞便学
草野宏次郎	京都帝大（明治43）京都医大	京都帝大京都大病理	ベルリン		小田原海浜病院長	内科
楠　正信	京都帝大（明治41）	九州帝大助手	ゲッチンゲン大	3年11月	高知市立楠病院長	内科
楠本　築	京都帝大（明治40）福岡医大	京都帝大福岡医大助手	ゲッチンゲン大	4年12月	開業（三重）	外科
熊谷直樹	東京帝大（明治43）	東京帝大助手	ウィーン大	3年11月	新潟医大教授	眼科
黒須巳之吉	東京帝大（大正元）	金須病院医員	バーゼル大	4年10月	開業	耳鼻咽喉科
神津淑格						
甲野謙三	京都帝大（明治43）京都医大	京都帝大助手	ハイデルベルク大	4年8月	開業（東京）	眼科
小島鼎二	京都帝大（明治40）福岡医大	台湾医学校校教授	ハンブルク熱帯病研究所		台北帝大教授	薬理学
後藤雄平	県立愛知（明治36）医専	仁川佐藤病院	ミュンヘン大	3年10月	鹿児島県立病院	眼科
近藤覚次郎	三高（明治31）	開業（大連）	ミュンヘン大	3年10月	開業（大連）	内科
斎藤　格	試験合格（明治38）	開業（若松）	ミュンヘン大	3年10月	開業（若松）	眼科
斎藤王男	東京帝大（明治39）	東京帝大助手	フランクフルト	5年	開業（ゼームス坂病院）	精神科
坂上弘蔵	試験合格（明治28）	（市立広尾病院）	ベルリン・アウグシ ティー病院		開業（東京）	内科
桜井　功	東京帝大（明治35）	（東京帝大助手）	フライブルク	3年10月	開業（桜井病院）	産婦人科
佐々木廉平	試験合格（明治37）	（東京帝大内科）	ハレ大	3年11月	杏雲堂医院長	内科
佐々木秀一	東京帝大（明治36）	杏雲堂医院	ベルリン・コッホ研	3年11月	導和病院長	内科
佐藤小五郎	愛知医専（明治38）	朝鮮仁川佐藤病院	ミュンヘン大	3年10月	開業（京城）	内科

(7)

氏名	出身校（年）	留学時（前）所属・地位	留学先	帰国	帰国後 所属・地位	専門
佐藤清一郎	京都帝大（明治42）福岡医大	京都帝大福岡医大助手	ベルリン大	3年11月	順天堂医専医大教授	外科
塩路英吉	東京帝大（明治43）	京都帝大助手		3年	開業（御坊）	内科
新宮京国	東京帝大（明治43）	三井病院	プラハ大	3年12月	東京女子高等師範	内科
菅　忠芳	京都帝大（明治44）京都医大	京都帝大医化学	ベルリン大	3年11月	日赤大阪支部病院部長	内科
鈴木　允	東京帝大（明治43）	岩手病院内科長	ベルリン大		岩手病院長	
鈴木重宣	試験合格（明治34）		ヴュルツブルク大		開業（東京）	胃腸科
須藤謙治	東京帝大（明治36）	長崎医専教授	ベルリン大		開業（長崎）	外科
瀬川昌世	東京帝大（明治42）	東京帝大小児科	ウィーン大	3年11月	開業（東京）	小児科
高坂田　渉	仙台医専（明治42）	岸耳鼻咽喉科医院医員	イエナ大		開業（東京）	耳鼻咽喉科
高橋　明	京都帝大（明治42）福岡医大	東京帝大大学院	ベルリン大	4年2月	東京帝大教授	泌尿器科
高橋孝太郎	千葉医専（明治44）	満鉄長春病院	ミュンヘン大	3年10月	他業	産婦人科
高安慎一	京都帝大（明治41）福岡医大	私立熊本医専教授	キール大	4年9月	九州帝大（温研）教授	生理学
武田元一郎	京都府立（明治38）医専	開業（函館）	ミュンヘン大	3年10月	開業（鹿児島）	耳鼻咽喉科
竹村易二	京都帝大（明治41）京都医大	開業	チュービンゲン大	3年10月	開業（大阪）	内科
谷口弥三郎	試験合格（明治35）	県立熊本病院	ハレ大		久留米大学長	産婦人科
為森弥三郎	京都帝大（明治42）京都医大	開業（和歌山市）	ベルリン大		開業（和歌山）	内科
塚本政治	金沢医専（明治42）		ミュンヘン大		開業（高山）	小児科
富永忠司	東京帝大（明治38）	朝鮮総督府医官	ベルリン	3年10月	新潟医大学長	内科
内藤栄太郎	岡山医専（大正2）	開業（岡山市）	ミュンヘン大	3年10月	開業（尼崎）	外科
永井秀夫	三高（明治29）	開業（岡山・牛窓）	ゲッチンゲン大	3年11月	東京市養育院	呼吸器科
長岡秀四郎	試験合格（明治29）	海軍軍医中監	ハイデルベルベルク大	3年11月	開業（東京・京橋）	内科

(8)

氏名	出身校（卒年）	職歴	留学先	年月	現況	専門
中川小四郎	千葉医専（明治42）	新潟医専助手	ミュンヘン大	5年	関西医大教授（神戸）	泌尿器科
長沢四四郎	京都府立医専	京都府大医化学	ベルリン・コッホ研	3年10月	開業	小児科
中村平輔	高校		ベルリン大	3年11月	開業（鹿児島市）	耳鼻咽喉科
西岡道雄	京都府大（明治41）	開業（鹿児島）（京都府大産婦人科）			開業（大阪）	産婦人科
芳我石雄	京都府医大	伝研技手	ベルリン・伝研／ミュンヘン大／バーゼル大	3年9月	逝去（7年12月）（東京）	内科学
萩原良一郎	東京帝大（明治41）	東京病院		5年7月	開業（東京）	内科
長谷川房英	東京慈恵会医院医専（明治44）	開業（大阪）	ベルン大	3年10月	開業（大阪）	外科
橋本　策	京都府大（明治39）	京都府大福岡医大助手	ゲッチンゲン大	4年12月	開業（三重）	外科
林　秀蔵	京都府大（明治40）	開業（大阪）	ミュンヘン大			
原田　隆	大阪医学校（明治27）	日赤滋賀県病院副院長		3年11月	開業（大阪市）	産婦人科
平野兼二	京都府大（明治41）	京都府大眼科助手			開業（東京）	眼科
平野正登	京都府大（明治43）		ベルリン大／フライブルク大／ハイデルベルク大			
福井庄平	京都府立医専	海軍造兵廠（海軍大軍医）工兵第16大隊（陸軍三等軍医）	ベルリン大／ミュンヘン大	3年11月／3年10月	小田原市に居住	
福生祐郎	愛知医専（明治41）	京都府大内科	ミュンヘン大	3年10月	開業（四日市）	内科
福田恒甫	東京帝大（明治34）	京都府大助教授	ベルリン大	9年5月	開業（防府）	小児科
堀部　亮	愛知医専（明治36）	台湾医学校助教授	ミュンヘン大		開業（岐阜）	耳鼻咽喉科
前防玄道	東京帝大（明治37）	楽山堂病院副院長	ベルリン大	3年12月	（5年8月逝去）	外科
馬島　広	慈恵医専（明治41）		ヴュルツブルク大	4年1月	開業（札幌市）	産婦人科
町井貞敏	京都府大		ヴュルツブルク大	3年10月		
松井甚四郎	東京帝大（明治36）	東京帝大衛生学	プラーゲ大	4年8月	札幌鉄道病院長	内科

(9)

氏名	出身校（年）	留学時 所属・地位	留学先	帰国	帰国後 所属・地位	専門
松井兌雄	千葉医専（明治41）	警視庁警察医	ミュンヘン大	3年10月	朝鮮江原道立春川医院長	産婦人科
松尾信夫	東京帝大（明治42）	（東京帝大内科）	ミュンヘン大			内科
松岡銃作			フライブルク大	5年11月	開業（埼玉県）	内科
松岡全仁	大阪府立高等医学校（明治40）	生理科医化学学部助手	ケーニヒスベルク大		大阪逓信病院長	
松村茂秀	大阪府立高等医学校（明治43）	病理学・細菌学助手	ゲッチンゲン大	3年11月	東京医専教授	内科
松久拓馬	金沢医専（明治39）		ミュンヘン大	3年10月	開業（岐阜市）	外科
丸尾弁治	試験合格（明治28）	開業（浜松市）	ミュンヘン大	3年10月	開業（浜松市）	眼科
三浦高次	千葉医専（明治40）		ミュンヘン大	3年11月	開業（徳島）	内科
三浦政之助	東京帝大（明治39）		ベルリン・カイゼル研究所	8年	開業	内科
三島宏造	岡山医専（明治36）	大阪・堀内病院副院長	イエナ大	3年10月	大阪・堀内病院	耳鼻咽喉科
三井圭造		海軍大軍医	ベルリン大, ロンドン	3年10月	開業（山梨・新潟）	
宮田鵄郎	東京帝大（明治32）		ハレ大	3年11月	開業（金沢市）	耳鼻咽喉科
森本　誠	京都府立医専	金沢医専教授	ミュンヘン大			
柳川華吉	東京帝大（明治42）	（東京帝大内科）	プラハ・ドイツ大	3年12月	開業（東京）	内科
山川一郎	東京帝大（明治41）	（東京帝大内科）	ベルリン大		開業（東京）・侍医	内科
横井　済	京都帝大（明治43）	名古屋・妊生館病院	ボン大	3年12月	岩手赤十字病院長	
吉富　貞	京都医大		ベルリン大		北里研究所	
吉村正寛	長崎医専（明治44）		ミュンヘン大			
若槻資隆	金沢医専		ミュンヘン大			
和田英太郎	三高（明治28）	大阪回生病院	ハレ大	3年10月	大阪回生病院外科長	外科
渡邊隆二	東京帝大（明治40）				開業（東京）	
綿引明光	試験合格（明治32）	慈恵医専教授	ハンブルク熱帯研	4年10月	京城帝大教授	細菌学

＊帰国年は大正。

(1)

抑留された医学留学生

氏名	出身校（年）	留学時（前）所属・地位	留学地（抑留地）	帰国	帰国後 所属・地位	専門
[文部省留学生]						
橋田邦彦	東京帝大（明治41）	東京帝大助手	シュトラスブルク大（ハイルブロン）	7年9月	東京帝大教授	生理学
木村男也	東京帝大（明治43）	東京帝大内科	フライブルク大（ゲッチンゲン）	4年1月	東北帝大教授	病理学
田代豊助		長崎医専教授	フランクフルト（フランクフルト）	4年1月		
西　成甫	東京帝大（明治41）	東京帝大助手	ハイデルベルク（ウルテンブルク）	4年9月	東京帝大教授	解剖学
林　郁彦	京都帝大（明治38）京都医大	長崎医専教授	フライブルク大	3年11月	長崎医大学長	病理学
布施現之助	東京帝大（明治38）	新潟医専教授	チューリッヒ大	4年9月	東北帝大教授	解剖学
[総督府派遣]						
於保乙彦	京都帝大（明治37）	台湾医学校教授	（スタンダムレーベン）	3年12月	台北帝専教授	皮膚、泌尿、花柳病科
[札幌市派遣]						
植村尚清	東京帝大（明治39）	満鉄安東県分院長	ドイツ大（クレーフェルト）	4年12月	開業（東京）、侍医	内科
[満鉄派遣]						
宇山俊三	京都帝大（明治38）京都医大	安東県分院長	マールブルク大	5年4月	長春医院長	外科
[私費]						
明城弥三吉	東京帝大（明治37）三高（明治32）	区立函館病院部長	（フランクフルト）	3年12月	東北帝大教授産	婦人科
内島昌雄		開業	ハイデルベルク大	3年12月	小学校校医	内科

(2)

氏名	出身校（年）	留学時（前）所属・地位	留学地（抑留地）	帰国	帰国後 所属・地位	専門
小田部荘三郎	東京慈恵会医専（明治44）	慈恵医専助手	ハレ大（ゼンネラーガー）	11年	開業（東京・神田）	内科
構山僎道		京都帝大耳鼻科助手	シュトラスブルク		開業（横浜市）	耳鼻咽喉科
田沢鑅二	東京帝大（明治42）	東京帝大助手	（フランクフルト）	5年4月	東京市療養所長（初代）	内科
田中政彦	長崎医専（明治35）	長崎県立病院	シュトラスブルク（ハイルブロン）	6年5月	九州医専教授	内科
花岡鶴三郎	京都帝大（明治39）京都医大		（スタンダム、レーベン）		開業（神戸市）	外科
馬越徳太郎			ライプチヒ大（ライプチヒ）		釈放後3年10月逝去	
宮内賢一郎	仙台医専（明治4）	東京帝大整形外科	イェナ大	5年		外科

＊帰国年は大正。

ドイツ人の在留邦人に対する好感と反感並びに新聞紙の論調（船越、昭和9）

第Ⅰ期（好感期間）：獨露開戦前後から、8月4日、英国の最後通牒提出に至るまでの4、5日間。

　　ロシアの敵は即ちドイツの味方――漠然日本を信頼――注目を惹いたウィーン電報――日本對露戦線の號外――大使館前の群集――日本萬歳を連呼――參謀總長よりの使者――近衛聯隊より祝電――三度君が代の吹奏――外務省給仕等の親切

第Ⅱ期（半信半疑期間）：8月5日英獨國交断絶から、同月20日、我が國の最後通牒交附發表までの約15日

　　日本は中立を守るべきや否や――進取の氣に富める日本――劍を戒めて傍観すべきや――加藤外相とレックス大使との會見――日英同盟條約の批評――日本に有利なる記事――膠州灣に對する積憤――在留日本人の據金――日本は領土的野心なし――武士道的なる日本人――船越を銃殺すべし

第Ⅲ期（反動的反感期間）：我が國の最後通牒提出發表の後

　　最後通牒の内容洩る――要求は到底承認し難し――論調俄然一變――盗跖狗堯舜に吠ゆ――問ふに落ちず語るに落つ――ドイツ人の暴状――論調漸く下火――大使館前の示威運動――生きて故國の土を踏む能はざるべし

ドイツが日本に期待した理由（船越、昭和9）

1．ドイツ人のロシアに對する、敵愾心が非常に強烈な結果、かつては日本と戦ったロシアは何時まで〻も日本の敵であるかのやうに考へ、又満蒙に於ける、日本とロシアの利害は將來と雖も到底調和の途がないと信じ、此のやうな解釋が自ら日本に好意を持つ原因となったりした事。

2．ドイツ新聞紙の大多数が、日本はドイツの味方であると云ふやうな外國電報を掲載したり宣傳した事。

3．日本はロシアの敵であるから、現にロシアの敵であるドイツにとっては當然味方であると云ふ。主観的な推定のもとに、日本は地勢上、ロシアの

背後をつくであらう、等の風説が傳はった事。

4．近代日本の文化は、ドイツに負ふところ少からず、元來情誼に厚い日本人は、必らず之に對して、報恩的な行動に出るだらうと云ふ想像に支配された事。

5．すべて不明の問題は、成るべくは自分に有利に解釋したいのは、西洋人と云へども變りはなく、そこでドイツ人も亦、開戰當初、一人でも多くの味方が欲しいと、希望した結果、此の自己麻酔にかゝり、日本はドイツの味方であると考えた事。

以上列擧したやうな諸理由から、ドイツ人は漠然、日本人を自國の味方であるとして、一般に在留邦人に對し、異常の好感を寄せたものである。

客死した医学留学生
馬越德太郎：異郷で客死した一同胞

　學友の一人が、余の病床を見舞はれ、「気の毒な事には、ライプチッヒの馬越君には、何うも助かりさうもない」と、告げた。君も、同じく、一種の外科的疾患に侵されたのである。同病相憐れむ。余は、君に、多大の同情を有った。

　渡獨以來、幾度か、ライプチッヒを訪れたが、未だ君と、相會するの機會を得なかった余は、圖らずも、冥土に於て邂逅し、初めて君の手を握り得るのであらうと思はれ、其の時の光景が、走馬燈の如く、目の邊りにちらついた事も、幾度かあった。

　余は、遂に、死神の誘ふ所とならで、再び健全なる身體を回復し得たが、間もなく、日獨間の平和は破れ、獨逸に捕はれの身となり、八旬に餘る艱苦を忍び、漸く、十一月十二日瑞西國チューリッヒ市に漂着することを得た。

　折しも、同市に滞在中なりし、永井君より聞く處によれば、君には、爾來、看護治療の效もなく、二豎益々威を逞ふし、遂に十月十日、世界大戰爭の眞最中、萬里異郷ライプチッヒ市に永眠せられしとの事、實に悲しみの極である。されど、君の臨終たる、何等不平も言はず、悠々として、眠るが如く、瞑せらしと、偉なる哉。（小田部、大正3）

榊　　忠三

　同博士は、醫學博士榊順次郎氏の養嗣子であって、福岡醫科大學卒業の後、ドイツに留學し、ベルリン大學に在學中、論文を提出して醫學博士を授けられた人である。

　博士は時局展開の少し前から、ベルリンにあって、不幸にも肺を冒され、セランベルク市立病院に加療中であったが、たまたま日獨國交断絶して、同胞の多くは、引き揚げたけれども、當時博士の身體は、ベットから起き上る事さへ、不自由な有様で、もとより引き揚げ等とは思ひもよらず、そこでひたすらに療養を加えつゝ、回復をまってゐた。

　ところが此の病院の醫員や看護婦は、すべてドイツ人ばかり、従って博士が敵國人であると云ふので、甚だしい冷遇を加え、さすがに博士も、不自由な身體丈けに、餘計に憤慨し、悶々のうちに日を遂ってゐるとこゝに博士の知人で、歯科醫として世界的に有名なウイルヘルム・ディーク博士のみは「如何に敵國人であるとは云へ、これ程重態の病人を、虐遇するのは人間の道ではない」とひどく憤慨しつゝ、大に同情を寄せ、早速病院にかけつけて、榊博士を退院させ、自分が保證人になって、ルイセン街プリハート・ホテルへ移し、懇切町寧に介抱したので、ホテルの主人夫妻、それに令嬢看護婦等に至るまで、ディーク博士の高潔なる人格に動かされ、それからは、頗る町寧な看護を受けるやうになったとのことである。

　その甲斐もなく、大正四年二月十三日、榊博士は、ベルリンの客舎に前途有爲の資を抱いて、空しく不歸の客となってしまった。(船越、昭和9)

●大戦中独逸留学生の「損害賠償及慰籍料訴訟事件」(大正 12/1923 年)

・日独混合裁判所に提起：訴訟全数 55 件、訴訟金額 98 万円

　　留学生に関するもの 20 件、訴訟金額 11 万円

　　　　　　　　　　　　　　　内訳　身体拘束に関する慰籍料　8 万円

　　　　　　　　　　　　　　　　　　荷物標本に関するもの　　3 万円

　　調停提起人：大谷彬亮 (醫學)、田澤鐐二 (醫學)、近藤良一 (藥學)、永井秀太 (醫學)、佐野秀之助、小田川達朗、池田澄達 (文學)、廣部達三 (農學)、田中政彦 (醫學)、齋藤謙次 (死去)、永井凞八 (工學)、池田泰

　　雄（醫學）、澤井俊二（醫學）、花岡鶴三郎（醫學）、三浦　勝（工學）、橋
　　田邦彦（醫學）、花澤　鼎（齒學）、馬越恭平（故德太郎父）、神林隆淨
　　（文學）、木村勇也（醫學）

・独逸大学教授激昂 ⇒ 在独研究員より訴訟人に提訴の取下げを求め来たる
　　在独研究員　ベルリン：石原房雄、平林倶英、河本禎助、稲本亀五郎、
　　　細見度吉、津田誠次、大庭士郎、八木沢文吾、菅沼清太郎、フライブ
　　　ルグ：三田村篤志郎、稲田富太郎、フランクフルト：石森国臣、ハイ
　　　デルベルク：守中　清

　　橋田邦彦の見解：自分のは七十日間も不法檻禁の事件である。田澤博士
　　も同様に遣られたが、兎に角、自分は一留学生としての事ではなく日
　　本國民としての正當な要求であると思ふ。隨て此問題を現在の留學生
　　等が自己及將來の留學生の問題に押付けて泣き寝入れと云ふのであれ
　　ば、自分等は當時不法檻禁をせられて番兵に散々な目に遭はされた其
　　の事實に對して、彼等は如何に觀察して居るであらうか。日本國民が
　　不法を以て檻禁せられたことに對して、獨逸政府は當然責任を有して
　　居るけれども、現在及將來の留學生の爲めにならぬと云ふて、踏みに
　　じられても差支ないと思ふてのことであらうか、日本當局でも吾人の
　　要求が正當だと認めたので混合裁判に提起したのである。

文　献
船越光之亟：日独国交断絶秘史．日東書院、昭和 9
小田部荘三郎：独逸落ち．警醒社、大正 4
奈良岡聰智：「八月の砲声」を聞いた日本人―第一次世界大戦と植村尚清「ドイツ幽閉
　　記」．千倉書房、平成 25
芳我石雄：独逸引揚に至るまで(1)．医海時報 1058 号（大正 3.10.3）、(2)．医海時報
　　1059 号（大正 3.10.3）

第2章

アメリカ医学の時代
―大正3（1914）年〜昭和20（1945）年―

　明治の開国以来、約150年の間、わが国は、ドイツ医学、続いてはアメリカ医学を範として、医学・医療を進展させてきた。わが国の第二次世界大戦の敗北（1945年）を境として、ドイツ医学の時代、アメリカ医学の時代と区分されることが多いが、ドイツ医学の時代は、明治3（1870）年の明治政府によるドイツ医学の採用決定から第一次世界大戦の開始（1914年）に終わり、アメリカ医学の時代は、第一次世界大戦開始から始まり、第二次世界大戦の終結（1945年）までの移行時期を経て、第二次大戦終結以後、完全にアメリカ医学の時代となったと理解したい。

　第2章においては、この移行期、第一次世界大戦から第二次大戦の間（戦間）におけるわが国の医学・医療をめぐる動向、特に、「米国の対日医療援助」を中心課題として、日米の中国に対する医療援助、この間におけるわが国内におけるドイツ医学、アメリカ医学への評価、アメリカの対日医療援助といった点を考察する。

第1節　日本の対中医療活動

　19世紀末から20世紀初頭にかけて、アメリカはカリブ海、そして太平洋に進出をはじめた。同じ時期、開国（1854年）後、急速に近代化路線を進めたわが国は、富国強兵策の下に中国大陸への進出を始めた。大陸から南洋へと向かう日本の進路（南進）とハワイ、フィリピン、グアム、中国へと向かう米国の進路（西進）は、中国において交差し（死の十字架と呼ばれる）、やがて、1941年12月の日米開戦（日本は大東亜戦争、アメリカは太平洋戦争と称した）の日を迎えることとなった。

　朝鮮の支配権をめぐる日清戦争（1894～5 年）において清国に勝利したわが国は、朝鮮の支配権を得た。しかし、三国（ロシア、ドイツ、フランス）干渉によって清国に返還はしたが、勝利によって、遼東半島を一時的にせよ領有したことは、中国領土の分割を意図したことと捉えられ、中国に関心を持っていた欧米諸国のわが国への強い警戒心を呼び起こすこととなった。1899 年、アメリカのヒル国務長官は「門戸開放宣言」[1] を、イギリス、ドイツ、ロシア、続いてフランス、イタリア、ベルギー、日本に送付したが、アメリカの日本を大きな標的とした行為であった。続く、日露戦争（1904～5 年）によって、わが国は朝鮮に対するロシアの干渉の排除に成功し、日韓併合（1910 年）によって朝鮮を領有化した。アメリカは日露戦争の講和に尽力したが、戦後の満州経営をめぐって、独占経営を目論むわが国と「満州鉄道中立化構想」に代表される満州の日米共同経営を目論んでいた日米は対立関係に大きく転じた。1907 年、アメリカは「グレート・ホワイト・フリート」と称する大艦隊で世界一周航海をおこなったが、軍事的に意味するところは、対日戦争を想定した機動演習であった。

　第一次世界大戦（1914～8 年）に参戦したわが国は、ドイツ敗戦によりドイツの山東利権を獲得しただけでなく、南洋諸島の統治権を得た。前後して、中国では民族意識の亢揚に伴い、日本軍の青島占領（1914 年 11 月）の翌年、1915 年 1 月 7 日には中国政府は日本軍の山東省からの撤退を要求したが、わが国は、18 日「対支 21 カ条要求」を中国に提出、中国支配の強化策の明確な表示となった。

　満州事変（1931 年）、支那事変（1937 年）と、わが国は富国強兵策のもとに中国進出を進めてきたが、アメリカは中国の抗日運動への援助を拡大させ、1941 年 5 月には、アメリカは対中武器貸与法を発動、8 月には対日石油輸出禁止、ABCD（アメリカ、イギリス、中国、オランダ）包囲網を形成し、わが国への経済的圧迫を加えた。そして、12 月 8 日には、わが国は真珠湾攻撃・対米戦争となった。

同仁会の中国における活動

　日清戦争後の明治 35 年、わが国は「日本の近代医学と医療を近隣国（中

国、アジア諸国）に普及することにより、平和と親善を図ることを目的とした医療事業団体「同仁会」を設立した。同仁会の運営資金は、診療収入もあったが、国庫補助金と寄付金が大きな比率を占めていたように、朝鮮、中国に対する国策機関であったことは確かである。

　朝鮮における同仁会活動は、日露戦争後の1906年1月の平壌、12月の大邱における病院開設にはじまるが、1910年には施設の一部を韓国政府に移譲し、さらに、1911年の日韓併合後、朝鮮総督府の設置によって、同仁会の朝鮮における活動は終結した。

　中国においては、北京（1914年）、漢口（1923年）、青島（1925年）、済南（1925年）に医院（病院）を開設した。患者は青島を除けば中国人が多く、中国の人々のための施設であった。また、1925年には青島医院附属医学校の運営を開始している。

　同仁会の活動は支那事変の勃発（1937年）までは、病院運営と文化事業が主であったが、事変後は、日本軍の占領地拡大とともに、占領地への診療・防疫班の派遣に代わり、1946年2月連合軍最高司令官総司令部の命令により解散されるまで続けられた。

　日本の中国進出が開始された当時（明治末期・大正期）の中国では西洋近代医学の普及には縁遠い状況であり、近代医学の導入はほとんどが欧米勢によるキリスト教普及を目的とした伝導医療として一部の地域で行われている状況であった。1898年の統計では、教会の医療施設として病院61、診療所44と記録されている。

　このような状況の中にあって注目されるのは、明治35年6月に日本の近代医学と医療を近隣国（中国、アジア諸国）に普及することにより、平和と親善を図ることを目的として設立された医療事業団体「同仁会（初代会長：長岡護美）」の活動である。

　同仁会の活動は盧溝橋事件（1937年7月）の前後により大きく変わるが、盧溝橋事件前の活動は病院経営と文化事業が主であったが、以後は、診療・防疫班の派遣に変わり、昭和21年2月連合軍最高司令官総司令部（GHQ）の命令により解散されるまで続いた。

長岡 護美（ながおか・もりよし）

天保 13（1842）～明治 39（1906）年（63 歳）

　肥後（熊本）藩主細川斉護の第 6 子。勤王派として明治維新に活躍。明治期は中国通として活躍。明治元（1868）年 3 月参与。3 年熊本藩大参事。5 年米国を経て米国ケンブリッジ大に留学。12 年帰国。子爵を賜り、外務省御用掛となる。13 年興亜会会長。同年オランダ駐箚特命全権公使となり、ベルギー、デンマーク両公使も兼務。15 年元老院議官。16 年高等法院陪席裁判官となり福島事件を裁判。31 年東亜同文会副会長。34 年清国に渡り、劉坤一、張之洞らと内政改革とロシア対策を会談。［参考］対支功労者伝記編纂会編『対支回顧録』

同仁会開設の医療機関

病院名	開設	病床数	診療患者数[1]			
			日本人	中国人	欧米人	計
北京国華同仁医院	大正 3（1914）年 1 月	63	4,787	36,533	64	41,384
漢口同仁会医院	大正 12（1923）年 1 月	67	22,201	23,077	519	45,797
青島病院[2]	大正 14（1925）年 4 月	195	87,027	28,033	4,006	119,066
済南病院[3]	大正 14（1925）年 4 月	192	25,396	77,263	338	112,997

[1]　大正 13（1924）年度。
[2]　大正 4（1915）年青島療病院として開設、後、同仁会に移管。
[3]　大正 4（1915）年山東鉄道管理部診療所として開設、後、同仁会に移管。
〔出典〕同仁会二十年史　大正 14（1925）

対支文化事業

　「対支文化事業」とは、大正 12（1923）年 3 月 30 日に制定・公布された対支文化事業特別会計法にもとづき、義和団賠償金および山東・青島関連の鉄道、鉱山、公有財産などの補償金を以て運用資金とし、年 250 万円（後に 300 万円となる）の規模で行われたものである。

　その主なる事業内容には①中国人留学生に対する学資補給とその教育、②北京人文科学研究所および図書館、上海自然科学研究所をはじめ東京と京都に開設された東方文化学院における学術研究、③東亜同文会および同仁会による中国内における教育および医療事業、④日中両国間における人物交流、

などがあり、外務省対支文化事務局（後に外務省文化事業部となる）によって
管轄された。

<h2 style="text-align:center">第 2 節　中国の医学校</h2>

　当時の中国においては、医師が圧倒的に不足していた。大正 15（1926）年
のデータでは、医師 1 人あたり人口 80,000～100,000 人であった。これは、
アメリカ（800 人）・スイス（1,250 人）・デンマーク（1,430 人）・イギリス
（1,490 人）・ドイツ（1,560 人）・フランス（1,690 人）・オランダ（1,820 人）
など欧米や、日本（1,364 人）とは大きな差である。

北京協和医学校の開設

　わが国だけでなく、中国市場に大きな関心を寄せていた欧米諸国は中国各
地に病院を開設するとともに、当時、医師 1 人あたりの人口 8 万あるいは
10 万といわれた極端な医師不足状態の改善を目差して、各地に設立される
医学校に直接、間接に関与・援助を行っていた。[3] わが国は、1911 年、満
州・奉天に南満医学堂を開設、医師養成を開始、1922 年には満州医科大学
に昇格させた。

　北京においては、1906 年英米の 6 個のミッション団体が共同して医学校
を開設していたが、1915 年ロックフェラー財団支那医育部に経営は移譲さ
れた。その後、1917 年予備校（修業年間 3 年）開設、1919 年医学校開設、
1920 年看護師学校開設と続き、東洋随一と称された北京協和医学校を開校
した。1921 年 9 月 19 日に開校式がおこなわれた。総工費は 1,000 万円、現
在の価値で約 200 億円である。

　協和医学校・附属病院新築披露には、わが国からの長与又郎（東京帝大教
授）、秦佐八郎（慶応大教授）など世界各国からの学者、中国政府要人、北京
駐在各国外交官など 300 人を招いて盛大に行われ、アメリカの経済力を誇示
するとともに、世界の医学はドイツからアメリカに移りつつあることを広く
世界に誇示する機会となった。[4]

　産婦人科医でジョンズ・ホプキンス医大などへの留学経験がある久保徳太

中国の医学校

名称	所在地	設立年次	学生数	付属病院病床数	備考
1．国立大学					
同済大學醫科	上海	1907(明治40)	128	160	ドイツ式教育
北平大學醫學院	北平	1911(明治44)	240	180	
中央大學醫學院	上海	1927(昭和2)	62	210	ドイツ式教育
中山大學醫學院	廣州	1927(昭和2)	130	170	
2．省立大学・専門学校					
浙江醫藥専門學校	杭州	1911(明治44)	70	—	
河北大學醫學院	保定	1921(大正10)	194	30	
3．私立大学・専門学校					
北平協和醫學院	北平	1906(明治39)	93	230	ロックフェラー財団
滿洲醫科大學	奉天	1911(明治44)	中 231 日 407	395	日本
震旦大學醫科	上海	1903(明治36)	85	200	
聖約翰大學醫科	上海	1880(明治13)	37	268	
華西協會大學醫科	成都	1914(大正3)	49	?	ミッション経営
齊魯大學醫科	済南	1916(大正5)	93	104	ミッション病院の
遼寧醫學院	奉天	1911(明治44)	100	180	医師、助手養成
夏葛女子醫學院	廣州	1899(明治32)	65	100	
上海女子醫學院	上海	1924(大正13)	70	200	
同徳醫學院	上海	1918(大正7)	145	40	
南洋醫學院	上海	1924(大正13)	480	0	
東南醫學院	上海	1926(大正15)	270	40	
光華醫學院	廣州	1906(明治39)	252	100	ドイツ式教育
4．軍医學校					
海軍軍醫學校	天津	1881(明治14)	?	50	
陸軍軍醫學校	北平	1918(大正7)	220	50	
雲南陸軍々醫學校	昆明	1920(大正9)	?	?	

〔出典〕　クナド・ファバー報告：中華民国の医育問題、同仁会録、昭和8
　　　　　太田正雄：支那に於ける医学教育、医事公論、448号、449号、450号、461号、大正10
　　　　　綿引朝光：東洋に於ける医療機関の分布、医事公論、651号、大正14

郎（1874～1931）は、開校式の様子について次のように記している。

　　一九二一年九月十九日協和醫學校及附屬病院新築の披露のため東西の學
　者並に教育家を招きて茲に盛大なる開校式を擧行せり。支那顯官を始と
　し北京駐劄の外交團も之に列し「ロックフエラー」財團の賓客として招

待されしものは米國は元より、英・佛・アキルランド・加奈陀・日本・
支那・フキリツピン・ホンコン・ジヤバを代表する學者にして、我國よ
り長與・秦兩博士則ち其代表たるの榮譽を得しものなり。其總數三百人
以上に達せしを見て如何に其盛大なりしかを伺ふに足るべし。學校の建
物は外觀は全く支那の宮殿にして、綠色の瓦は天日に反射して實に美彩
を呈し、内部の設備は實用を主眼として凡て米國式なり。學校及病院の
敷地は二十五「エーカー」（一エーカーは吾四反二十四歩）にして、之れ
に五十九棟の建物あり。主とするところは教育に在り、則ち醫學を完全
に教育するを目的とするものなり。病床は建物の大なるに比して尠なく、
總數二百二十五なりと云ふ。

（久保德太郎：北京の旅から(3)医海時報 1495 号、大正 12.3.3）

　また、東京医事新誌 2317 号（大正 12 年 2 月 17 日）に次のような記事があ
る。

●米國の滿鐵衛生施設調査

ロックフェラー財團經營に係る北京協和校公衆衛生科教授グラント氏は
此程米本國より滿州に於ける日本人の衛生狀態殊に滿鐵の衛生施設につ
き調査すべき旨の命を受け、同氏は北京政府中央防疫處防疫科長候毓汶
氏を伴ひ、滿鐵本社衛生課長鶴見博士東道の下に、去月十二日より一週
間に亘り、大連、旅順、奉天、撫順、長春の各地に於ける衛生狀況を視
察し、猶ほグラント氏のみは一行に別れて單身ハルピンに赴き北滿地方
をも踏査せられたる由、かく米國が滿州地方に多大の注意を拂ふに至り
し一事は吾人の輕視すべからさるものといふべし。

　現在、中国協和医科大学（以下、協和医大）は、8 年制臨床医学専攻学科
および漢語本科教育を開設している重点医科大学である。その前身は「北京
協和医学院」で、アメリカ・ロックフェラー財団により 1917 年に創設され
た。中国医学科学院（以下、医科院）は 1956 年に創設された、中国唯一の国
家レベル医学科学学術センター、総合的科学研究機関である。

　医科院と協和医大は、科学院・大学を一つにした管理体制を実施し、医科
院は協和医大のために充実した教師と技術力を提供し、協和医大は医科院の
ために高レベルの人材を育成し、教育・研究ともに優れている。科学院・大

学には 17 の研究所（および 2 つの支部）、5 つの単科大学、7 つの臨床病院（北京市と共同設立した天壇医院を含む）、5 つの分院が設けられている。

第 3 節　ドイツ医学からアメリカ医学へ

　日清戦争（明治 27/1894〜28/1895）における日本の勝利は、日本にとっては、大陸（朝鮮、中国）への進出の第一歩であった。しかし、日露戦争（明治 37/1904〜38/1905）における日本の勝利前後より、中国市場をめぐる欧米列強、特にアメリカとの対決は避けられないものとなった。やがて、日米開戦の日（昭和 16 年 12 月 8 日 /1941 年 12 月 7 日）を迎えることになる。

　日米は対立を深めつつも、アメリカは日本への本格的医療援助を開始した。特に大きな援助は関東大震災（大正 12/1923 年 9 月）を契機として行われた。日本への援助は直接、アメリカ政府ではなく、ロックフェラー財団、米国赤十字社という民間団体によって行われた。

　アメリカの日本への医療援助は、支那事変（日中戦争：昭和 12/1937 年 7 月）開始後も継続されたことは、ロックフェラー財団の場合、設立趣旨の延長との理解も出来るが、アメリカの「対日宥和政策」としての面も見逃すことは出来ないことである。

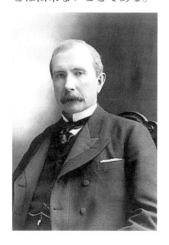

　ロックフェラー（John Davison Rockefeller, Jr. 1839. 7. 8〜1937. 5. 23）は、ニューヨーク生まれの米国の実業家、1870 年スタンダード・オイルを創業し、同社は石油市場を独占し、ピーク時はアメリカの石油の 90％ をコントロールした。ケロシンとガソリンの需要の高まりと共に富も膨れ上がっていき、アメリカ人初の 10 億ドルを越える資産を持つ人物となり、彼が亡くなった 1937 年当時遺産は 14 億ドル（2015 年の価値では 23 億ドル）にも達し、国の経済の 1.5％ 以上であったという（2013 年換算では 2530 億ドル（30 兆円）になる）。物価の変動を考慮する

と、史上最大の資産を持つ富豪とされている。

　彼は、資産の大部分を使い、医療・教育・科学研究促進などを目的とした財団を 1913 年に創設、財団は医学研究を推進し、鉤虫症や黄熱病の根絶に貢献した。また、シカゴ大学とロックフェラー研究所を創設し、フィリピンにセントラル・フィリピン大学の創設資金を提供した。

　ロックフェラー財団は、ニューヨークに本部を置く慈善事業団体。活動目的は「人類の福祉の増進、教育」。主な慈善事業は、1．医療、健康、人口科学、2．農業、自然科学、3．芸術、人文科学、4．社会科学、5．国際関係、と多岐にわたる。

北米ロックフェラー財団より帝都医学的方面復興費寄付の申込

（東京医事新誌、大正 13 年 1 月 1 日号）

「最近駐米幣原大使を介して北米ロツクフエラー財團より日本政府に對し特に帝都の醫育機關、救療機關、衛生施設の三項を指定し復興費の援助を申込來りたるを以て關係官省たる文部省及び内務省に於ても協議一決困窮せる此際快よくロ氏財團の好意を受くるに決し其旨外務省を通じて回答したる由なるが右復興寄附金額も二百萬弗なるや或は三百萬弗以上に達するや其點はいまだ不明にして本春早々右ロ氏財團より使命を帶び派遣せられたるピアース博士來朝各方面を視察し又當局者とも會見の上復興費寄附を受領すべき方面と金額等も決定せらるゝ筈也と」

戦間におけるわが国内におけるドイツ医学、アメリカ医学への評価の動向

　第一次世界大戦後、ドイツの国力の低下、アメリカの国力の躍進とともに、科学研究のレベルにおいてアメリカは大きな存在感を示すようになった。医学研究の領域においても、ノーベル生理学・医学賞の受賞者数においてドイツからアメリカへの動向は前掲の通りである。

　わが国においても、第一次世界大戦以前に、アメリカ医学の躍進は伝わってきていただけに、文部省は、大戦勃発とともに、文部省留学生の留学国をドイツからアメリカに変更する方策を採用、大正 4（1915）年 4 月に最初のアメリカへの 2 人の留学生、柿内三郎（医化学：東京帝大助教授、帰国後教

ノーベル生理学・医学賞受賞者数にみるアメリカ医学の勃興、発展

	ドイツ	フランス	英国	米国	その他			
1901～14	4	3 （在米1）	1	0	デンマーク イタリア スウェーデン	1 1 1	ロシア スイス オーストリア	2 1 1
1919～44	4	1	6	9	ベルギー カナダ オーストリア	2 1 1	デンマーク オランダ ハンガリー	3 2 1
1945～89	4	4	14	57	アルゼンチン ポルトガル スウェーデン オーストラリア ベルギー 日本(在米1)	1 1 6 1 2	スイス 南アフリカ イタリア オーストリア デンマーク	4 1 2 1 1
1990～2016	3	3	9 （在米1）	35	オーストラリア スウェーデン 日本 中国	3 1 3 1	スイス カナダ ノルウェー	1 1 1

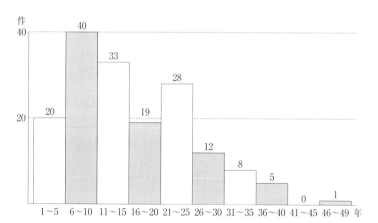

付記：The Nobel Prize Delay in Physiology and/or Medicine
─授賞理由とされた業績の生まれた年から授賞までの年数─

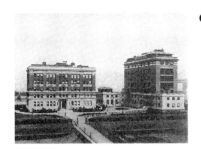

●ロックフェラー医学研究所（Rockefeller Institute for Medical Research）は、石油王ジョン・ロックフェラー（1839～1937）によって1901年に創設され、米国立衛生研究所［NIH：1887年創設］とともに、アメリカの医学研究の中心的役割を果たしてきた。1965年には教育の機能も持つ「大学院大学」となり、名称をロックフェラー大学（Rockefeller Univeristy）と変更している。

ロックフェラー医学研究所・ロックフェラー大学に在籍したノーベル賞受賞者

(1)

年	賞	氏名（受賞対象、共同受賞者）			ロックフェラー	
		出生国	卒業大学	前職	在籍年	受賞時所属機関
1912	生理学・医学	Carrel A（血管縫合および血管と器官の移植に関する研究）				
		仏	リヨン大	シカゴ大	1906～39	ロックフェラー医学研究所
1930	生理学・医学	Landsteiner K（ヒトの血液型の発見）				
		墺	ウィーン大	ハーグ・ローマカトリック病院	1922～43	ロックフェラー医学研究所
1944	生理学・医学	Gasser HS（単一の神経細胞の機能がもつ多様な相違に関する発見：Erlanger Sと共同）				
		米	ウィスコンシン大	コーネル大	1935～53	ロックフェラー医学研究所
1946	化学	Northrop JH[*1]/Stanley WM[*2]（諸酵素とウイルス蛋白質の純粋調製）				
	*1	米	コロンビア大	—	1916～38	ロックフェラー医学研究所（プリンストン）
	*2	米	イリノイ大	ミュンヘン大	1931～32	ロックフェラー医学研究所（プリンストン）
1953	生理学・医学	Lipmann FA（コエンザイムAの発見およびそれが中間代謝に果たす重要性の発見：Krebs HAと共同）				
		独	ベルリン大	—	1931～32	ハーバード医大
				ハーバード医大	1957～69	

(2)

年	賞	氏名（受賞対象、共同受賞者）			ロックフェラー	
		出生国	卒業大学	前職	在籍年	受賞時所属機関
1958	生理学・医学	Tatum EL（化学過程の調節によって制御する遺伝子の発見：Beadle GW と共同）				
		米	ウィスコンシン大	スタンフォード大	1957〜75	ニューヨーク医学研究所
		Lederberg J（遺伝子の組み換えおよび細菌における遺伝物質の形成の発見）				
		米	コロンビア大	スタンフォード大	1978〜90（学長）	ウィスコンシン大
1966	生理学・医学	Rous FP（発癌ウイルスの発見）				
		米	ジョンズ・ホプキンス大	独・ドレスデン大	1909〜72	ロックフェラー大
1967	生理学・医学	Hartline HK（目の中で最初に起こる生理学的および化学的な視覚過程に関する発見：Granit R、Walt G と共同）				
		米	ジョンズ・ホプキンス大	ジョンズ・ホプキンス大	1953〜74	ロックフェラー大
1972	生理学・医学	Edelman GM（抗体の化学構造に関する発見：Porter RP と共同）				
		米	ペンシルベニア大	米陸軍軍医学実験隊	1957〜74	ロックフェラー大
1972	化学	Moor S*1/Stein WH*2（リボヌクレアーゼ分子のアミノ酸配列の決定）				
	*1	米	コロンビア大	―	1935〜80	ロックフェラー大
	*2	米	ウィスコンシン大	―	1938〜82	
1974	生理学・医学	Claude A*1/Palade GE*2/De Duve CR*3（細胞の構造と機能に関する発見）				
	*1	白	リエージュ大	―	1929〜72	ルーベン大
	*2	羅	ブカレスト大	ブカレスト大	1946〜73	エール大
	*3	英	ルーベン大	ルーベン大	1962〜75	ロックフェラー大
1975	生理学・医学	Baltimore D（腫瘍ウイルスと細胞の遺伝物質の間の相互作用の発見：Dulbecco R、Temin HM と共同）				
		米	スウォースモア大	マサチューセッツ工大	1961〜64	マサチューセッツ工大
					1990〜91（学長）	

年	賞	氏名 (受賞対象、共同受賞者) 出生国　卒業大学　前職			ロックフェラー 在籍年	受賞時所属機関
1981	生理学・医学	Wiesel T（視覚系の情報処理に関する発見：Hubel DH と共同）				
		瑞	カロリンスカ研究所	ハーバード医大	1991〜98（学長）	ハーバード医大
1984	化学	Merrifield RB（固相反応によるペプチド合成法の開発）				
		米	カリフォルニア大ロサンゼルス校	—	1949〜2006	ロックフェラー大
1999	生理学・医学	Blobel G(蛋白質が細胞内における蛋白質の輸送と局在を支配する内的因子の発見)				
		独	チュービンゲン大	—	1967〜	ロックフェラー大
2000	生理学・医学	Nurse PM(細胞周期の主たる制御因子の発見：Hantwell LH、Hunt T と共同)				
		英	バーミンガム大	王立癌研究基金総長	2003〜11（学長）	王立癌研究基金
2003	化学	Mackinnon R（細胞膜のチャンネルに関する発見：Agre P と共同）				
		米	ブランダイス大	ハーバード医大	1996〜	ロックフェラー大
2011	生理学・医学	Steinman RM（免疫機能の解明、樹状細胞の発見）				
		加	マギル大	—	1970〜2011	ロックフェラー大
2016	生理学・医学	大隅良典(オートファジーの機序の発見)				
		日	東京大学	—	1974〜77	東京工大

授)、杉田直樹（精神科：東京帝大講師、帰国後名古屋帝大教授）を送り出している。第一次世界大戦中（1915〜 9 年）は、留学生のほとんどはアメリカに向かっている。しかし、大戦終結後は、再び、ドイツ留学が圧倒的となった。[5]

留学時期別　文部省留学生（文部省貸費留学生・官費留学生・文部省外国留学生・文部省在外研究員・医学関係）の主なる留学国

	独	墺	瑞西	仏	和	英	米
明治 12（1879）〜大正 3（1914） 開始より第一次世界大戦勃発	129	4	0	3	0	4	1
大正 4（1915）〜大正 8（1919） 第一次世界大戦中	0	0	6	0	0	3	35
大正 9（1920）〜大正 15（1926） 大正期	91	2	6	4	1	48	23
昭和 2（1927）〜昭和 15（1940） 昭和期	152	5	0	4	0	2	29

　アメリカ医学の躍進がわが国に伝わっていたが、留学先はやはりドイツとなり、アメリカ式医学がわが国に伝達されることは少ない状況が、1945 年まで続いた。

第 4 節　医学留学生のアメリカ派遣（1922〜38 年）

　ロックフェラー財団より、アメリカへの医学留学生を給費生として採用するとの申し出があり、種々の曲折があったが、1916 年に発足していた日米医学交通委員会によつて、留学生の選考が行われ、1922 年 7 月、最初の留学生が渡航した。消息の明らかな留学生の概略は次の通りであるが、第二次世界大戦後のわが国で医学の指導者として大きな役割を果たした留学生が多い。特に公衆衛生学の領域において、ロックフェラー留学生の果たした役割は大きい。

```
大正 11（1923）年　井上猛夫→聖路加国際病院（内科）
　　　　　　　　　中村徳吉→聖路加国際病院（外科）
　　　　　　　　　伊藤正義→京城帝大教授（内科）
　　　　　　　　　原　素行→都立広尾病院長（内科）
　　 12（1923）年　田宮猛雄→東京帝大教授（衛生学）
```

　　　　　　橋本寛敏→聖路加国際病院院長（内科）

　　　　　　田辺　操→京城帝大助教授

　13（1924）年　野辺地慶三→公衆衛生院教授

　14（1925）年　杉本好一→栄養研究所国民栄養部長

　　　　　　斎藤　潔→東京市特別衛生地区保健館長→国立公衆衛

　　　　　　　生院院長

昭和2（1927）年　草間良男→慶応大教授（衛生学）

　　　　　　石川知福→公衆衛生院教授→東大教授（公衆衛生）

　7（1932）年　西部増次郎→新潟偉大教授（病理学）

　　　　　　原島　進→慶応大教授（衛生学）

　10（1935）年　与謝野光→所沢保健所長

　また、戦後の1946年7月に創刊（1950年8月休刊）されたアメリカ医学の情報紹介誌「アメリカ医学」では、橋本寛敏、野辺地慶三が加藤勝治（小児科：米国で医学校卒。ロスアンゼルスにて開業中、日米開戦により帰国、東京医大教授）とともに、監修者を務めている。

大正11（1922）年派遣

井上　猛夫（いのうえ・たけお）

明治24（1891）年1月〜昭和47（1972）年（81歳）、静岡

【内科】大正5（1916）年12月東京帝大卒。6年1月医化学入室、6年8月第3内科（青山胤通教授）、12月1年志願兵（近衛歩兵第4連隊：〜8年3月除隊）、第3内科（稲田竜吉教授）、10年3月（三等軍医）、9月東京帝大助手。アメリカ留学：ロックフェラー財団留学生、11年6月渡航、ロックフェラー研究所、エール大学在留、13年6月より欧州諸国を歴訪、13年12月帰国。14年1月第3内科、11月開業、かたわら聖路加国際病院勤務、中国・米欧視察：ロックフェラー財団研究員、15年12月より北京医学堂、米国・欧州視察、東京市港区にて開業。［医博］東京帝大：カルチュムの新陳代謝研究補遺（昭和12）

中村　徳吉（なかむら・とくきち）

明治 19（1886）年 1 月 1 日～昭和 49（1974）年（88 歳）、鳥取

【外科】旧姓西村。明治 45（1912）年 7 月東京帝大卒。7 月病理学入室（～大正元年 12 月）、大正 2（1913）年 1 月第 1 外科入局（近藤次繁教授）、3 年 12 月聖路加国際病院、9 年 8 月米国赤十字支部病院付ウラジオスク派遣（～12 月）。アメリカ留学：ロックフェラー財団留学生、11 年渡航、メイヨークリニック（外科・細菌学研究）、12 月帰国。聖路加病院勤務、14 年 6 月退職、榊病院勤務。西村 卯（検事・弁護士）の実弟。[医博] 東京帝大：剔出扁桃腺の細菌学的研究（大正 13）[著書] 救急処置と安全（昭和 22）

伊藤　正義（いとう・まさよし）

明治 22（1889）年～昭和 56（1981）年（70 歳）、宮城

【内科】大正 5（1916）年 12 月東京帝大卒。6 年 1 月病理学入室（山極勝三郎教授、長与又郎教授、緒方知三郎教授）、9 年 9 月第 3 内科入局（稲田竜吉教授：～11 年 4 月）。アメリカ留学：ロックフェラー財団留学生、6 月渡航、ミネソタ大メイヨークリニック（新陳代謝学ブースビー助教授）、セントメリー病院（内科：ワイルダー助教授）、13 年帰国。9 月京城医専教授兼朝鮮総督府医院医官、昭和 2（1927）年 4 月京城帝大教授（第 2 内科）、附属医院長（19 年 6 月～20 年 9 月）、戦後、21 年 12 月国立霞ヶ関病院院長、在任中、34 年 1 月逝去。[医博] 東京帝大：ホフローゼの慢性型並に続発型萎縮腎に於ける臨床的観察と組織学的所見との比較研究（大正 14）

原　素行（はら・もとゆき）

明治 26（1893）年 3 月～？、秋田

【内科】大正 6（1917）年 12 月東京帝大卒。7 年 1 月薬物学研究生（林 春雄教授）、4 月副手、8 年 9 月大学院、10 年 9 月第 2 内科入局（入沢達吉教授）、10 年大学院満期。アメリカ留学：ロックフェラー財団留学生、11 年 7 月渡航。市立城東病院、都立広尾病院長。

大正 12（1924）年派遣

田宮 猛雄（たみや・たけお）

明治 22（1889）～昭和 38（1963）年（74 歳）、大阪

【衛生学、微生物学】大正 4（1915）年 12 月東京帝大卒。5 年 2 月文部省伝研（横手千代之助教授）・技手、5 年 4 月東京帝大伝研技手、7 年 11 月技師。アメリカ・ドイツ留学：ロックフェラー財団留学生・在外研究員、12 年 6 月～15 年 9 月 ハーバード大ジンサー教授に師事。昭和 2（1927）年 9 月教授（伝研）、6 年 8 月（医学部衛生学、伝研併任）、伝研所長（19 年 5 月～24 年 3 月）、医学部長（20 年 3 月～24 年 1 月）、22 年 5 月伝研第 5 研究部長兼第 6 研究部長（～23 年 7 月）、24 年 3 月停年退官。退官後、山梨医学研究所長（初代 24 年 4 月～）、日医大教授（細菌学 28 年 6 月～36 年 12 月）、国立がんセンター総長（初代 37 年 2 月～）兼研究所長事務代理（37 年 2 月～5 月）、在任中、38 年 7 月逝去。伝研入所以来、恙虫病の研究に従事、戦後の昭和 29 年には米政府から 1 万 9000 ドルの援助を受けている。『日本における恙虫病研究の最近の進歩』と題した英文著書を刊行。昭和 25 年 3 月、日本医師会長に就任したが、医薬強制分業を要求する GHQ サムス大佐から不信任を宣告され 7 月辞任したが、サムス大佐の帰国、講和条約調印後 27 年 2 月再選され、29 年 4 月まで務めた。昭和 6 年ウィルヒョウ賞（長与又郎、田宮猛雄、三田村篤志郎、佐藤清 恙虫病病原体に就て、其新証明法）、7 年浅川賞（緒方規雄、海野幸雄、長与又郎、宮川米次、田宮猛雄、三田村篤志郎、佐藤清、川村麟也、今川与曹 恙虫病病原発見に関する業績）、25 年日本医学会会長、26 年日本医学会会頭（東京）、38 年学士院会員。田宮博（微生物学、東大応用微生物研究所長、文化勲章受章者）は弟、田宮春雄［昭和 16 年 3 月東京帝大卒後、海軍軍医となり、17 年 11 月軍医大尉、19 年 6 月南方洋上にて戦死、逝去後、軍医少佐］は長男、田宮信雄（生化学、東北大教授）は次男、次女久子は島薗安雄（精神医学、東京医歯大教授）夫人。［医博］東京帝大：脾脱疽免疫感染について（大正 13）［追悼］田宮猛雄先生を偲ぶ（昭和 39）

橋本 寛敏（はしもと・ひろとし）

明治 23（1890）～昭和 49（1974）年（83 歳）、宮城

【内科】大正 3（1914）年東京帝大卒。第 1 内科入局（三浦謹之助教授）、10 年 4 月市立札幌病院医長（～12 年 10 月）、聖路加国際病院。アメリカ留学：ロックフェラー財団留学生、12 年 10 月～14 年 6 月 メイヨー・クリニック・ラウンドリー教授、ジョンズ・ホプキンズ大ローンコーク教授の下で内科学研修。14 年 7 月聖路加国際病院内科医長、昭和 14（1939）年副院長、16 年 7 月病院長、18 年 6 月大東亜病院長（病院名変更～21 年 9 月）、在職中、49 年 1 月逝去。昭和 2 年 11 月聖路加女専教授、12 年 9 月副校長、15 年校長（～23 年）、32 年聖路加看護短大学長、39 年聖路加看護大学長を兼ねた。聖路加国際病院創立に際しては、トイスラー博士を扶けて尽力した。[医博] 東京帝大：甲状腺に関する実験的研究（大正 11）[著書] 不整脈（昭和 12）、医者の眼でアメリカを覗く（昭和 25）、医学の歩みにおくれない心臓病診療の良識（昭和 31）、医学技術講本上・下巻（昭和 36、37）、病院管理（昭和 38）[共著] 病院と院長（病院全書 昭和 30）[編著] 各科救急処置の指針（昭和 24）[監修] 高等看護学講座全 30 巻（昭和 27～41）[共監] 看護学教科書全 10 冊（昭和 32）、臨床検査法技術講座全 7 輯（昭和 32～35）

田辺 操（たなべ・みさお）

明治 28（1895）～、岡山

【微生物学】大正 7（1918）年岡山医専卒。細菌学入室（加藤誠次教授）・助手。8 年 11 月北里研入所。アメリカ留学：ロックフェラー財団研究員、12 年 11 月渡航、ジョンズ・ホプキンズ大学、ハーバード大学在留、14 年、欧州視察の後、15 年帰国。昭和 2（1927）年 4 月京城帝大助教授（微生物学：志賀潔教授、中村敬三教授、細川正一教授、工藤正四郎教授）、19 年 1 月退官。戦後、岡山県浅口町にて開業。[医博] 慶応大：非特異性抗原内抗体について（昭和 5）[著書] 人体寄生虫病診断の実際（昭和 4）、原虫による熱帯性疾患（昭和 18）

野辺地 慶三（のべち・けいぞう）

明治 23（1890）～昭和 53（1978）年（88 歳）、岩手

【細菌学、公衆衛生学】大正 8（1919）年東京帝大卒。伝研技手。アメリカ

留学：ロックフェラー財団研究員、大正12年〜昭和2年　ハーバード大公衆衛生学部卒。昭和2 (1927) 年4月内務省技師、3年10月伝研技師、5年3月疫学研究室主任、13年5月公衆衛生院教授（疫学部長 〜22年9月）、15年12月厚生科学研究所教授疫学統計研究部長、17年11月厚生省研究所養成訓練部長、21年5月公衆衛生院予防医学部長（〜22年9月）、日大教授、24年5月名大教授（公衆衛生）、31年3月停年退官。退官後、杏林短大教授・衛生学科長（41年〜45年）、杏林大教授（45年〜48年）。「公衆衛生の父」と呼ばれる。伝研時代「コレラ菌と型分類の決定」「ツベルクリン反応判定標準」「シック反応標準の検討」の業績がある。米国ロックフェラー財団の援助による公衆衛生院設立に関しては日本側幹事として交渉にあたった。疫学部長時代、実習生の訓練施設として設置した「保健館」は現在の保健所制度の基盤となった。昭和48年 WHO レオン・ベルナール賞（わが国初の受賞）野辺地篤郎（放射線科、聖路加国際病院長）は子息。［医博］京都帝大：コレラ病原体に関する知見補遺（大正14）［著書］公衆衛生概説（昭和33）、疾病予防概説（昭和36）［共著］最新保健婦教本（昭和24）、保健体育の理論（昭和26）

大正14 (1926) 年派遣

杉本 好一（すぎもと・こういち）
明治28 (1895) 〜昭和46 (1971) 年（75歳）、滋賀
【栄養学、医化学】大正8 (1919) 年京都帝大卒。医化学入室（荒木寅三郎教授）、10年6月内務省栄養研究所技師（佐伯矩所長）。アメリカ留学：ロックフェラー財団留学生、14年8月〜昭和3 (1928) 年1月 ジョンズ・ホプキンズ大マッカラム教授に師事。昭和3年1月栄養研究所国民栄養部長、14年調査部長、15年12月厚生科学研究所国民栄養部長、21年5月公衆衛生院国民栄養部長、22年4月退任、厚生省嘱託（〜23年3月）。退官後、大阪医大教授（医化学23年6月〜44年2月）。わが国における栄養学の確立に貢献、米の精白度と消化吸収の研究が七分づき米を標準米と定める基体となった。特に戦時下食糧不足時の国民栄養の保持策について大きな貢献をした。［医博］京都帝大：米精白度と消化吸収との関係（大正15）［共著］健康増進と

衣食住（昭和 14）

斎藤　潔（さいとう・きよし）

明治 26（1893）〜昭和 46（1971）年（77 歳）、山梨

【公衆衛生学、小児科】大正 9（1920）年東京帝大卒。衛生学入室、小児科入局、聖路加国際病院小児科勤務。アメリカ留学：ロックフェラー財団留学生、14 年 12 月ハーバード大公衆衛生学部入学、昭和 2 年卒業。昭和 3（1928）年聖路加国際病院小児科兼公衆保健部、12 年東京市特別衛生地区保健館長、13 年 3 月公衆衛生院教授（小児衛生部長）、15 年 12 月厚生科学研究所教授（小児衛生部長）、17 年 11 月厚生省研究所教授（厚生科学部体力研究部小児衛生科）、21 年 5 月公衆衛生院（小児衛生部長）、23 年 5 月次長、24 年 6 月国立公衆衛生院、31 年 9 月院長、40 年 12 月退官。わが国における公衆衛生学の草分け。ロックフェラー財団の補助により東京市特別衛生地区保健館が設立された際、館長に就任、また、財団の援助による国立公衆衛生院（保健衛生の総合教育研究施設）開設に参画するなど、小児科の臨床から出発して小児の保健衛生の途を歩み、国の内外を通じて公衆衛生事業を国際的視野にたって推進した。昭和 41 年保健文化賞（小児保健事業、大気汚染研究の発展等に貢献）。[医博] 東京帝大：蛍光菌蔟の研究（昭和 4）[著書] 乳幼児の発育判定基準（昭和 19）、家庭看護学（昭和 32）[共著] 衛生教育（昭和 22）[共編] 保健衛生辞典（昭和 37）

昭和 2（1927）年派遣

草間　良男（くさま・よしお）

明治 21（1888）〜昭和 43（1968）年（79 歳）、長野

【衛生学】明治 38（1905）年 9 月渡米、45 年 2 月加州サンノゼハイスクール卒、スタンフォード大入学、大正 3（1914）年 2 月細菌学科助手、4 年 5 月シカゴ大にて生理学・病理学研究、5 年 1 月スタンフォード大細菌学校卒、8 年 7 月附属レーン病院医員、9 年 6 月帰国、10 年 1 月慶大勤務。外科、病理細菌学教室在籍の後、衛生学教室助手、13 年 10 月国際阿片会議（ジュネーブ）出席、14 年 4 月講師（衛生学担当）、昭和 2（1927）年 2 月助教授、

4月狂犬病国際会議（パリ・パストゥール研究所）出席、9月渡米。ロックフェラー財団留学生、ジョンズ・ホプキンズ大学公衆衛生学部大学院、4年帰国。5年2月教授（衛生学）、医学部長（30年10月〜34年9月）、34年9月定年退職。戦後GHQ公衆衛生福祉部サムス准将に協力してインターン制度の導入をはじめわが国の医療制度改革に参画し、わが国への米国医学移入に大きな役割を果たした。草間滋（病理学、慶大教授）の甥、安川加寿子（ピアニスト）は姪。［医博］An Experimental Study of the Compliment De-viation with Opsonia（東京帝大、大正13）［著書］熱帯環境医学（昭和19）、医道訓（昭和22）［共著］身体検査の意識と其の方法（昭和18）［編著］英和医学小辞典（昭和23）

石川　知福（いしかわ・ともよし）
明治24（1891）〜昭和25（1950）年（58歳）、愛媛
【衛生学（労働衛生）】大正8（1919）年東京帝大卒。生理学入室（永井潜教授、橋田邦彦教授）、10年4月大原社会問題研究所入所、7月倉敷労働科学研究所。ドイツ・イギリス・アメリカ留学：ロックフェラー財団留学生、昭和2年〜8年。昭和13（1938）年3月公衆衛生院教授（生理衛生学部）、22年8月国立公衆衛生院労働衛生学部長、23年11月東大教授（初代 公衆衛生学）、在任中、25年6月逝去。わが国の労働衛生学の確立者。主として放熱と疲労についての研究を行い、炭坑その他の産業で実地に生かされた。［医博］東京帝大：昼夜交代作業の身体機能の影響（大正15）［著書］労働の衛生学（昭和14）、環境衛生学（昭和17）、生活と勤労（昭和22）、小衛生学（昭和22）［共著］衛生学的工場診査（昭和18）

昭和7（1932）年派遣

西部　増次郎（にしべ・ますじろう）
明治25（1892）〜昭和7（1932）年（39歳）、福井
【細菌学】大正9（1920）年東京帝大卒。10年伝研入所（長与又郎所長・教授）。北京協和医学堂招聘研究員：12年10月〜13年5月。アメリカ・トイツ留学（在外研究員／ロックフェラー財団留学生、昭和2年6月〜4年12月

ジョンズ・ホプキンズ大ルイス教授、ベルリン大フィッシャー教授の下で実験病
理学を研修）。昭和 5 （1930）年 5 月新潟医大教授（第 2 病理）、在任・研究中、
7 年 8 月つつが虫病毒に感染、殉職死。没後、開催された追悼学術会におい
て、長与又郎（東京帝大伝研所長）は「故西部増次郎博士ノ医学ニ関スル業
績」と題した講演を行っている（実験医学雑誌 16 巻 1493 頁、昭和 7）。

原島 進（はらじま・すすむ）

明治 34 （1901）〜昭和 47 （1972）年（71 歳）、東京

【衛生学】大正 15 （1926）年慶大卒。生理学入室（加藤元一教授）・助手、講
師。アメリカ留学：ロックフェラー財団留学生、昭和 7 （1932）年〜10 年
ジョンズ・ホプキンズ大。10 年 1 月助教授（予防医学 草間良男教授）、21 年
8 月教授（衛生学）、42 年 3 月定年退職。退職後、桃山学院大教授（社会学
部 42 年 4 月〜）、在職中、47 年 7 月逝去。生理学を基礎とした衛生学の立場
から工業中毒、環境生理学、社会医学などを研究した。WHO、ILO 労働衛
生専門委員、中央公害審議会委員、厚生省生活環境審議会公害部会長などを
務めた。［医博］慶大：麻酔の本態に関する研究（昭和 5）［著書］夏の保健
生活（昭和 12）、人間有機体（金山文庫 1、昭和 23）、衛生学の領域から（昭
和 24）、環境衛生学（昭和 25）、健康の科学（昭和 25）、生活衛生学（昭和 33）、
環境衛生と産業衛生（昭和 41）、労働衛生学序説（昭和 42）［共著］学童と結
核（昭和 17）［訳書］生理学史粋 生理学に貢献した人々と其の論文（フルト
ン 昭和 8）、罹病統計（WHO 昭和 47）

<u>昭和 8 （1933）年派遣</u>

柳 金太郎（やなぎ・きんたろう）

明治 29 （1896）〜昭和 38 （1963）年（66 歳）、東京

【内科】大正 10 （1921）年 7 月東京帝大卒。9 月第 1 内科入局（三浦謹之助教
授）、内地留学（東北帝大第 1 内科加藤豊治郎教授 12 年 1 月〜）、昭和 2
（1927）年 4 月医化学（柿内三郎教授）にて研究、5 年 4 月東京帝大講師（第
1 内科）。アメリカ留学：8 年 3 月在外研究員、4 月ロックフェラー財団研
究員、10 年 7 月より欧州滞在、11 年 1 月帰国、11 年 7 月泉橋慈善病院内科

部長、13 年 7 月関東保健館長（関東局衛生技師）、18 年 3 月台北帝大教授
（熱研所員）、19 年 3 月（兼第 3 内科）、20 年 11 月中華民国国立台湾大学院に
留用、21 年 1 月熱研に留用、4 月教授、22 年 5 月帰国。23 年 1 月国立栄養
研究所長（厚生技官）、25 年 12 月東京医歯大教授（内科）、附属病院長（28
年 4 月～31 年 3 月）、29 年 10 月（第 1 内科）、37 年 3 月停年退官。[医博] 東
京帝大：脚気其の他に於ける基礎新陳対処の研究（昭和 3）[著書] 栄養と
疾病（昭和 23）、栄養生理（昭和 25）、栄養生理概説（昭和 27）、栄養の病理
（昭和 27）、脚気（日本内科全書第 9 巻第 1 冊 昭和 30）、代謝（昭和 33）[共著]
栄養学（家政学講座第 2 部第 13 巻 昭和 27）[自伝] 柳金太郎回顧録（橋本芳雄
編 昭和 42）

村松 常雄（むらまつ・つねお）
明治 33（1900）～昭和 56（1981）年（81 歳）、東京
【精神科】大正 14（1925）年東京帝大卒。精神科入局（三宅紘一教授）・助手。
アメリカ・ドイツ留学：昭和 8（1933）年 9 月～10 年 9 月ロックフェラー研
究員としてハーバード大神経病理研究員、次いで在外研究員としてドイツ留
学。10 年 8 月講師兼府立松沢病院医員、11 年 5 月兼東京医専教授（～24 年
4 月）、15 年 8 月府立松沢病院副院長、18 年 7 月都立松沢病院副院長、20
年 5 月都立梅が丘病院分院長（～22 年 5 月）、23 年 4 月国立国府台病院長、
25 年 3 月名大教授、医学部長（35 年 4 月～37 年 3 月）、39 年 3 月停年退官。
退官後、国立精神衛生研究所長（39 年 4 月～46 年 3 月）、神経症の権威。米
国流の臨床心理学、精神衛生をわが国に導入した。対象を精神病だけでなく、
健康人の精神状態にまで拡大した。村松剛（評論家、フランス文学者）、村松
英子（女優）の父。[医博] 東京帝大：精神健康者及び学者の心理学的考察
（昭和 8）[著書] 精神衛生（横手社会衛生叢書第 17 冊 昭和 5）、犯罪心理学
（昭和 27）、異常心理総論（異常心理学講座第 1 部 A 第 1 昭和 30）、人間の心
のふしぎ（講談社現代新書 昭和 41）、「性」の人間学（同 昭和 53）、不安と祈
りの心理（同 昭和 55）[編著] 臨床心理学（現代心理学大系第 7 昭和 32）[共
著] 新精神衛生（昭和 53）[伝記] 村松常雄（高臣武史 臨床精神医学 14 巻 1
号、昭和 60）

昭和 10（1935）年派遣

与謝野 光（よさの・ひかる）

明治 36（1903）〜平成 4（1992）年（89 歳）、京都

【厚生行政】大正 15（1926）年慶大卒。助手、四谷鍼灸学院長、昭和 8（1933）年済生会芝病院長。アメリカ留学：ロックフェラー財団研究員、10〜11 年ジョンズ・ホプキンズ大にて公衆衛生修士取得。11 年所沢保健館所長（埼玉県技師）、15 年 5 月公衆衛生院助教授兼厚生省技師、12 月厚生科学研究所に改組、20 年 5 月東京都民生局衛生課指導係長（東京都技師）、民生局防疫課長、24 年 6 月衛生局予防課長、27 年 11 月衛生局長、31 年 5 月退職。退職後、東京医大理事（31 年〜45 年）、附属看護学校長（39 年 4 月〜46 年 3 月）。所沢保健館は、昭和 11 年農村における公衆衛生活動を行うためのモデルとして、都市のモデルとしての京橋保健館とともに開設された、わが国における保健所活動の先駆的施設であり、初代館長を務めた。与謝野鉄幹（寛）、晶子（歌人）の長男、与謝野馨（衆議院議員）は甥。[医博] 慶大：分光病理学より観た人尿の型（昭和 8）[著書] これからの生活（理科文庫 29 昭和 27）、晶子と寛の思い出（平成 3）[編著] 与謝野寛遺稿歌集（昭和 10）[共編] 与謝野晶子選集第 1 〜第 5（昭和 41〜43）

昭和 15（1940）年派遣

工藤 正四郎（くどう・まさしろう）

明治 39（1906）〜平成 10（1998）年（92 歳）、青森

【細菌学】昭和 4（1929）年東京帝大卒。4 月伝研助手、14 年 12 月東京市衛生試験所医学試験部長（東京市技師）、15 年 8 月公衆衛生院講師。アメリカ留学：ロックフェラー財団研究員、昭和 15 年〜16 年。12 月厚生科学研究所、17 年 11 月厚生省研究所、18 年 8 月京城帝大教授（微生物学）、19 年 3 月兼朝鮮総督府技師、戦後帰国、21 年 6 月東京医大専門部教授（細菌血清学）、24 年 4 月東京医大教授、27 年 1 月東大教授（伝研・第 6 細菌研究部長）、医学部教授（併任 31 年 12 月〜40 年 3 月）、所長（33 年 12 月〜40 年 3 月）、41 年 3 月停年退官。退官後、聖路加看大教授（41 年 4 月〜52 年 3 月）。伝研在任中、伝研の医科学研究所への改組（昭和 42 年）の準備を進めた他、病原菌保

存に関する基礎的研究をすすめ、微生物株保存施設開設（昭和47年）に尽力した。［医博］東京帝大：Bacterium tularense に関する研究（昭和12）

第5節　六博士のアメリカ医学視察
（1923年2月23日〜5月26日）

　ロックフェラー財団より、わが国の医学界の有力者をアメリカ視察に招待したいとの申し出があり、三浦謹之助（内科：東京帝大教授）、宮入慶之助（衛生学：九州帝大教授）、藤浪鑑（病理学：京都帝大教授）、長与又郎（病理学：東京帝大教授）、秦佐八郎（細菌学：慶応大教授）、高木喜寛（慈恵医大教授）の六博士は、文部省よりの出張命令（公的出張）を受け、1923年2月23日の渡航より5月26日帰国までの約2カ月半アメリカ各地の医療施設を視察、帰国後、アメリカの医学教育・医療に関する詳細な報告書を文部省に提出している。

　六博士の内、高木教授を除けば、全員、ドイツ留学生であっただけに、アメリカにしてみれば、日本の権威者にアメリカ医学の優越性を認識させる視察旅行であったことは確かであろう。

太平洋を渡る前に—近く渡米の六学者に望む—（医海時報、大正12年1月20日号）
ロックフエラー財團が主動者となり本邦醫學界の有力者を招請して『醫學的視察』の機會を作るべく華盛頓政府の手を經て帝國政府に其旨を通するの形式下に著々準備を進めたる結果三浦・長與・藤浪・宮入・秦の五博士其選に入りたることは當時吾曹の傳へたるところ、而して今亦英派外科學者たる高木喜寛男も追加せらるゝに至りたるが、如上六氏は既に文部省より「囑託」の名義を以て遣米の辭令を受けられ、愈々本月二十三日横濱出發重大なる任務の途に就かるべしと。一行が口氏財團の好意に酬いて能くその所期に副ひ得らるべきは何人も之を相信じて措かざるところ、蓋し吾曹が敢て披陳せる人選上の標準條件たる人格本位——見識本位の精神も先づ確定せる顏觸に於で稍々貫徹せりと謂ひ得れば也。語學方面の酌量は全然問題外に措くべく、假に彼國の人士を我國に迎ふる時運に會すとも亦然らむ。要は「人」と

「人」との取引也。「心」と「心」との契合也。然り、「心」を外にして斯行の光譽を發揚するの道更に在るなし。若し夫れ口氏財團が何故に斯計畫を樹つるに至りしやの動機目的に至りては敢て茲に忖度すべき限りにあらず。恐らくは米國醫學の現狀を物質力の方面より紹介せむとするにはあらざるべし。素より設備の完整と規模の大とを自ら誇示せむとするにはあらざるべし。然りかくの如き外形上の視察は暫く第二義として寧ろ醫學其者の内面的實質的價値に就て公正なる批判を仰ぎ十分なる諒解を求めむとするに在るべく、即ち之に依りて所謂『獨逸醫學』の外に猶『米國醫學』の存在を認めしめ、彼の大戰中本邦學徒の「米國」の空に憧憬せる當時の現象を復活せしむとするにはあらざるなきか果して然らば我の彼に對ふるところ如何。即ち我に『日本醫學』ありとの見地に立ち空前の便宜と絶好の機會とを用ひて苟も謬るところなきを期すべき也。是れ、「人」と「人」との取引、「心」と「心」との契合に順ふ所以にあらずして何ぞ。學者にして眞理の忠僕たりとせば自ら國家に蓋す道も一時の『外交的虚僞』に偏するを許さゞるものあるべし。然り、之に由りて日米親善の基礎を安固ならしむるの機運を釀成するあらば、彼我國民の幸福何者か之に如かむ。一面學者としての眞面目を以て、他面國民としての本來地を以て、日米の交通を直ぐするとき、彼亦欣然として彼の好意に應酬し得るに庶幾らむか一行の六學者、太平洋を渡らむとするの日近し。「太平洋」をして名詮自稱永く「太平洋」たらしむるの任務は正に其双肩に繋る。彼我相見ゆるとき、一行の土産は斯の「精神」を措いて何者もなし。

<h2>報告書（大正 12 年 2 月 23 日渡航、5 月 25 日帰国）</h2>

我観米国医学制度

　　　　三浦謹之助、宮入慶之助、藤浪　鑑、長與又郎、秦 佐八郎、高木喜寛
序論　米国々民の長所
大学
　大学医学部(1)大学医学部の発達
　　　　　　(2)入学の資格、学生の修業・卒業
　　　　　　(3)教師及び教室職員
　　　　　　(4)大学教室の設備
　　　　　　附　ボルチモアに於けるジョンズ・ホプキンス大学の公衆衛
　　　　　　　　生学部
　病院　　　(1)外来診療
　　　　　　(2)入院患者及び病院の病舎
　　　　　　(3)病院内の完全分室、並にその設備
　　　　　　(4)外科及び手術室
　　　　　　(5)入院患者の慰安機関
　　　　　　(6)入院患者訪問
　　　　　　(7)病院看護婦
　　　　　　(8)入院患者の死後剖検
　　　　　　(9)病理懇談会
　　　　　　附　葬儀記
　公衆衛生事業
　　　　　　附 1　公衆衛生に従事する婦人（看護師）の養成
　　　　　　附 2　上水の供給
　その他の視察方面
　　　　　　(1)図書館
　　　　　　(2)博物館、医学標品館
　　　　　　(3)シカゴに於ける亜米利加医学協会（American Medical As-
　　　　　　　sociation）
　　　　　　(4)血清製造所

〔出典〕『医海時報』 1615 号 大正 14 年 7 月 18 日、1618 号 同年 8 月 8 日、1619 号 同年 8 月 15
　　　　日、1621 号 同年 8 月 29 日、1622 号 同年 9 月 5 日、1623 号 同年 9 月 12 日、
　　　　1624 号 同年 9 月 19 日、1625 号 同年 9 月 26 日

人　物

三浦　謹之助（みうら・きんのすけ）

元治元（1864）〜昭和25（1950）年（86歳）、陸奥（福島）

【内科】明治20（1887）年12月帝大卒。21年1月内科入局（ベルツ教師）・助手、21年3月助手・第一医院、欧州歴訪・留学（22年2月有栖川宮威仁親王に従い米国を経て欧州歴訪、23年2月私費留学、ベルリン大、10月マールブルグ大に学び、24年1月からパリ大においてシャルコー教授に神経内科を学び、25年10月帰国）、25年12月帝大講師、26年9月助教授、28年9月教授（第2内科）、欧米出張（43年5月〜44年3月）、大正元（1912）年8月宮内省御用掛（〜昭和20年11月）、附属医院長（7年4月〜10年2月）、渡仏（パリ講和条約会議西園寺公望全権随員、7年12月〜8年8月）、9年8月（第1内科）、皇太子伴奉渡欧（10年3月〜9月）、13年4月停年退官。退官後、同愛記念病院長（初代14年4月〜昭和21年9月米軍に撤収され休院）。青山胤道、入沢達吉らとともに、外人教師依存から独立した日本人による内科学を確立した。仏医学を日本に紹介した。また、神経学を主に、生化学、寄生虫学、脚気など多彩な研究を行った。日本神経学会（明治36年）、日本内科学会（37年）の創立に寄与した。明治39年学士院会員、昭和24年文化勲章（内科学に対する貢献）妻は三宅秀（帝大教授、医大学長）の長女。三浦義彰（生化学、千葉大教授）は次男。［医博］東京帝大：エフェドリンに就て他5纂（明治28）［著書］三浦内科学纂録（近世医学叢書第56編 明治45）、懐古日本医学史談（昭和19）、薬剤の使ひ方（昭和23）［監修］三浦神経病学巻1、巻2（昭和3〜4）、三浦診断学全5輯（昭和6〜16）［伝記］一医学者の生活をめぐる回想名誉教授三浦謹之助の生涯（三浦紀彦編 昭和30）、三浦謹之助先生（昭和39）

宮入　慶之助（みやいり・けいのすけ）

慶応元（1865）〜昭和21（1946）年（80歳）、信濃（長野）

【衛生学、寄生虫学】明治23（1890）年東京帝大卒、衛生学入室（緒方正規教授）・助手、24年9月京都府医学校教諭（生理学・衛生学 〜27年5月）、28年1月一高教授（衛生学・細菌学 〜29年3月）、30年臨時検疫局事務官、31年万国衛生会議、デモクラフィー会議（マドリッド）に政府委員として参加、

兼内務技師、32 年内務省衛生局防疫課長、33 年防疫課長代理、独留学（文
部省外国留学生、35 年 4 月〜37 年 8 月　ベルリン大レフレル教授に師事、またブ
レスラウ大、グライフスワルド大に在籍）、37 年 9 月京都帝大福岡医大教授
（初代、衛生学）、45 年 5 月（第 1 衛生学）、大正 8（1919）年 4 月九州帝大教
授、12 年 1 月（衛生学）、14 年 9 月停年退官。日本住血吸虫の中間宿主の巻
貝（ミヤイリガイ）の発見者（大正 2 年）。大正 12 年学士院会員　鳥栖市近郊
に宮入先生勲碑、長野市に宮入慶之助記念館がある。[医博] 京都帝大：京
都帝大総長推薦（明治 38）[著書] 生理学講義全 4 巻（明治 28〜30）、新篇養
生訓（明治 39）、寄生原虫研究之栞（明治 42）、衛生学上巻（大正 2）、中巻
（大正 6）、下巻（大正 3）、寄生虫病に就いて（大正 10）、宮入衛生問答（大正
11）、食べ方問題（大正 12）、小児児童生理衛生の栞（大正 15）、栄養上必須
の最新知識　ドイツの生活改善運動（昭和 16）[分担] 日本人の栄養のために
（教学叢書第 7 輯　昭和 14）[訳書] 自然科学（ヘルモホルツ、医海叢書第 1 編　明
治 45）、科学者ヘルマン・フォン・ヘルムホルツ評傳第 1 巻（ケーニヒスベル
ゲル　昭和 18）[共訳] 能氏内科臨床講義 1 〜 4（ノートナーゲル　明治 27〜31）
[参考] 住血吸虫症と宮入慶之助　ミヤイリガイ発見から 90 年（平成 17）

藤浪　鑑（ふじなみ・あきら）
明治 3（1870）〜昭和 9（1934）年（63 歳）、尾張（愛知）
【病理学】明治 28（1895）年 12 月東京帝大卒。病理入室（山極勝三郎教授）・
大学院、独留学（文部省外国留学生、29 年 7 月〜33 年 12 月　ベルリン大ウィル
ヒョー教授、フライブルグ大チーグレル教授、シュトラスブルグ大フォン・レッ
クリング教授に師事）、33 年 12 月京都帝大教授（初代 第 1 病理）、昭和 5
（1930）年 12 月停年退官。わが国で初めてジストマ病原体および感染の研究
を行った。広島県片山地方の地方病を研究し、剖検によって門脈枝内に日本
住血吸虫体を確認（明治 37 年）、経皮感染を証明する（43 年）とともに予防
方法も明確にした（44 年）。43 年稲本亀五郎とともに移植可能な家鶏肉腫
（藤浪肉腫）を発見、ラウス（1966 年ノーベル生理学・医学賞受賞）とともにウ
イルス発癌の先駆的業績と評価される。大正 7（1918）年学士院賞（日本住
血吸虫病の研究）、昭和 4 年学士院会員。キリスト教の信仰篤く、昭和 3 年

独・ハイデルベルグ大から名誉神学博士の称号を受けている。藤浪剛一（放射線科、慶大教授）は弟。藤浪修一（外科、満州医大・名市大教授）は長男。藤浪得二（皮膚科、阪大教授）は次男。[医博] 東京帝大：心筋炎と動脈疾患の関係外 3 篇（明治 34）[著書] 疾病の原因（述、通俗学芸文庫第 2 編 大正元）、青年と性欲（大正 6）、剖検示説（大正 12）、腫瘍特に癌腫の病理（岩波講座生物学第 11 昭和 6）[追悼] 藤浪先生追悼録（清野謙次編 昭和 10）、藤浪先生遺影（清野謙次編 昭和 11）

長与　又郎（ながよ・またお）

明治 11（1878）～昭和 16（1941）年（63 歳）、東京

【病理学】明治 37（1904）年 12 月東京帝大卒。第 2 病理入室（山極勝三郎教授）・大学院学生、38 年 3 月助手、応召（39 年 11 月～40 年 3 月 近衛歩兵第 1 聯隊看護卒）、40 年 5 月講師、独留学（私費、40 年 7 月～42 年 6 月 フライブルグ大アショフ教授）、43 年 2 月助教授、44 年 11 月教授（第 2 病理）、大正 3（1914）年 11 月兼電研技師、電研所長（8 年 6 月～昭和 9 年 2 月）、医学部長（昭和 8 年 4 月～）、昭和 9（1934）年 12 月総長、13 年 11 月退任。大正 4 年 4 月癌研究会理事長、癌研所長（昭和 9 年 5 月～12 月、13 年 12 月～）、14 年 11 月結研所長、在任中、16 年 8 月逝去。心臓および肝臓研究の世界的権威。肝硬変の甲型、乙型の提唱で知られる。恙虫病の病原体を「リケッチア・オリエンタリス」と命名した（昭和 5 年）。癌研、結核予防会の設立に奔走した。また、第 1 回日本癌学会（昭和 16 年）会長を務めた。東京帝大総長在任中、昭和 12 年の矢内原忠雄教授事件では文部省の意向を受け、矢内原教授の辞表を受理したが、13 年、荒木貞夫文相の帝大総長官選案には抵抗、撤回させた。昭和 11 年学士院会員 長与専斎（わが国の医療制度の確立者）の 3 男、長与称吉（内科、初代胃腸病院長）は兄、岩永裕吉（同盟通信初代社長）、長与善郎（作家）は弟、長与建夫（病理学、愛知がんセンター総長）は 4 男。[医博] 東京帝大：心臓のゴルキンジ線維内糖原質疑（明治 44）[著書] 癌の話（昭和 7）、長与又郎日記上（平成 13）、下（平成 14）[共著] 傑出人脳の研究第 1 輯（昭和 14）[伝記] 長与又郎伝（昭和 19）

秦 佐八郎（はた・さはちろう）

明治 6（1873）〜昭和 13（1938）年（65 歳）、島根

【細菌学】旧姓山根。明治 28（1895）年 11 月三高卒。入営（12 月〜29 年 11 月、1 月志願兵 近衛第 1 聯隊）、30 年 3 月岡山県立病院（井上善十郎博士）・助手、医化学研究（荒木寅三郎博士）、8 月（3 等軍医）、31 年 8 月内務省伝研入所（北里柴三郎所長）、32 年 4 月第 1 部事務嘱託、5 月助手、33 年 6 月臨時検疫局技師、10 月兼臨時疫学事務官、34 年 5 月国立血清薬院技師、36 年 2 月兼伝研部長、3 月血清薬院部長（〜38 年 3 月 血清薬院廃止）、6 月兼神奈川県技師、日露戦争従軍［37 年 4 月第 5 師団衛生予備役、9 月（2 等軍医）、38 年 10 月召集解除］、11 月伝研技師、40 年 1 月第 3 部長、独留学（内務省派遣、40 年 7 月〜43 年 9 月 ベルリン・伝研ワッセルマンに師事、免疫学、モアビット私立病院・病理室ヤコビー博士に師事、フランクフルトの国立実験治療研究所・エールリッヒに師事、化学療法の研究に従事）、43 年 9 月伝研技師、大正 3（1914）年 11 月北里研細菌・化学療法部長、7 年 10 月製造部主任兼検査部長、9 年 10 月慶大教授（細菌学）、昭和 6（1931）年 6 月北里研副所長、在職中、13 年 11 月逝去。化学療法の始祖。独留学中、エールリッヒとともに梅毒の化学療法剤「サルバルサン 606 号」を開発（明治 43 年）。昭和 8 年学士院会員、9 年浅川賞（秦佐八郎、松村好、石原潔行 深達性消毒薬の実験的研究）秦藤樹（化学療法、北里研究所長）は養嗣子。［医博］東京帝大：螺旋菌病のヘモテラピー（明治 45）［著書］化学療法ノ研究（明治 44）、サルヴァルサン療法（述 大正 2）［伝記］秦佐八郎伝（小林六造『近代日本の科学者』第 1 巻、昭和 16）、秦佐八郎小伝（秦八千代 昭和 27）、秦佐八郎（長木大三『北里柴三郎とその一門』平成元）

高木 喜寛（たかぎ・よしひろ）

明治 7（1874）〜昭和 28（1953）年（78 歳）、東京

【外科】明治 23（1890）年 10 月キングス・カレッジ・ロンドン入学、27 年 10 月ロンドン大セント・トーマス病院医学校入学、32 年 9 月卒業。11 月英国国籍取得、小児科皮膚科耳科助手（32 年 11 月〜33 年 4 月）、外科当直医（33 年 4 月〜34 年 3 月）、英国病院視察（34 年 4 月〜7 月）、独・墺留学、独・

墺・米国の医学校視察、35 年 7 月帰国、9 月私立東京病院副院長（外科部長）、36 年 6 月東京慈恵院医学校教員、欧米視察（43 年 3 月～9 月）、大正 9 (1920) 年 4 月東京病院長、11 年 2 月慈恵医大教授、昭和 17 (1942) 年 1 月慈恵医科大学長、22 年 12 月退任。貴族院議員（男爵　大正 12 年 6 月～昭和 22 年 5 月）。戦争中、盤谷自然科学研究所長、日本医療団評議員、日本体力審議会委員、学術研究会議委員、全国ラグビー協会初代会長などを務めた。高木兼寛（海軍軍医、慈恵医大の創立者）の長男。[医博] 慈恵医大：盲腸炎に対する各方面よりの観察（大正 12）[著書] 高木喜寛伝（大正 11）

第 6 節　アメリカの対日医療援助

　アメリカは、第一次世界大戦後、わが国にさまざまの医療援助をおこなった。特に、関東大震災（大正 12 年 9 月）以後、災害救済・復興援助として大きな援助を与えた。しかし、援助はアメリカ政府としてでなく、民間機関による援助で、最も大きな援助はロックフェラー財団からであり、また米国赤十字社からであった。

　第一次世界大戦後、アメリカ医学のわが国への紹介に大きな役割を果たしたのは、1900 年米国聖公会から派遣され来日した宣教医ルドルフ・ポリング・トイスラー（1876～1934）[6] である。明治 34 (1901) 年築地医院（後の聖路加国際病院）を開設した。大正 5 (1916) 年には日米の医学交流を目的とした日米交通委員会を発足させたのをはじめ、日米の医学交流をめぐるさまざまの具体的局面で大きな役割を果たしているが、同時に功罪に関しては、いくつかの指摘がある[7]。

関東大震災後の日本人研究者への北京協和医学校の研究室提供（1923 年 10 月から 24 年 5 月）

　大正 12 年 9 月 1 日の関東大震災により、東京、周辺では、大学、医療機関が大きな損害を受けたが、早々に北京の協和医学校より、東京帝大において研究室を失った研究者に研究室を提供するとの申し出があった[8]。

　東京帝大の若手研究者 8 名が、約 6 カ月の予定で、東京帝大より研究嘱託

との発令を受け、協和医学校にて研究を行い、帰国後、「北京協和医学堂に
関する報告」を提出した。六博士のアメリカ視察と同様に、協和医学校を通
じて、アメリカ医学への認識を新たにしたことは容易に推察される。

・免疫の本態に關する研究	額田　晋	
・淋巴生成に關する研究	家弓茂吉	
・甲狀腺中毒とプリン體の排泄	大倉安次	
・ヴイタミン B 缺乏症と骨の變化	江守彌次郎	12 年 10 月 26 日　渡航
・額田氏と共同	松橋武男	13 年 5 月 27 日　帰京
・アミノ酸に就て	兒玉榮一郎	
・淋巴球發生	西部增次郎	
・濾過性病原體	中島　壽	

北京協和醫學堂に關する報告

同學の組織に關しては Peking Union Medical Col-lege Annual Announcement に明かなれば之を省略し只設立の目的及び由来に就てのみ報告せんと欲す其詳細は同學献堂式に於けるロツクフエラー氏の演説中に明かなり今般要領を摘記せん

ロツクフエラー氏に元來世界人類に對する奉仕の念を有し支那國民に對し最大奉仕をなすには如何なる施設を成す可きかに就きて深く研究せり

即ち先ず 1909 年第一回調査委員としてシカゴ大學神學教授バートン博士及び地政學教授チエンバーレン博士を支那に派遣せしに氏等は北京に於て自然科学の教育機關を設置することを薦めたり

されど一般自然科學に關する計畫たるや著しく尨大に失し其實行困難にして或は豫期の如き成績を擧げ得ざる懼れありとなし具體案作成前に於て尚一層深く研究するの必然を感ぜり

茲に於て 1914 年に至り更にシカゴ大學總長シヤドソン博士及びハーバード大學教授ピーボデイ博士を支那に派遣し且當時漢口駐在總領事グリーン氏を加へて第二回調査委員となせり

然るに氏は自然科學中の醫學及其應用に關する施設に就きてのみ考慮を費し且努力するを以て支那に於ける社會改良乃至分化的施設とし　最も賢明にして且最も有数なる方法なる可きを報告し且其實際案として北京及び上海に醫學校及び附屬病院を建設し以て支那に於ける醫學の中心たらしめんことを薦めたり

されど實地行動をなすに先だちて尚一應愼重なる考慮と周到なる研究とを行ふの必要ありと認め 1915 年更に第三回調査委員四名を支那に派遣せしに其報告も亦第二回委員の意見と全然相一致せり而して其後引き續き各方面より調査探究せる結果遂に左の如き確信を得たり

即ち支那國民に對する最大の奉仕は歐米に於ける知名の醫育機關にも匹敵す可き大なる模範的醫學校及附屬病院を設立することのみによりて達し得と

茲に於てか始めて其實行に著手し一千萬の巨額を投じて現在の如き宏壯なる北京協和醫學校の設立を見るに至れるなり

人　物

額田　晋（ぬかだ・すすむ）

明治 19（1886）～昭和 39（1964）年（77 歳）、岡山

【内科】大正元（1912）年 12 月東京帝大卒。第 3 内科入局（青山胤通教授）、薬理学（林春雄教授）にて研究従事、アメリカ留学（7 年 7 月～8 年 7 月 ハーバード大）、8 年 7 月順天堂医院研究所長。北京協和医学堂招聘研究員：12 年 10 月～13 年 5 月。14 年 3 月兄額田豊とともに帝国女子医専設立、4 月校長、10 月病院長、昭和 2（1927）年 12 月額田内科医院開設、5 年 12 月（校名変更）帝国女子医学薬学専門学校長、14 年 1 月額田医学生物学研究所開設（千葉市稲毛海岸）、16 年 4 月帝国女子理学専門学校長（～21 年 9 月）、22 年 6 月東邦医大学長（旧制）、25 年 5 月東邦医大学長（新制）、27 年 2 月東邦大医学部長、32 年 4 月理事長・学長、38 年 7 月辞任。森鴎外の臨終を看取る（大正 11 年）。［医博］東京帝大：心臓の自動及調節機能に就て（大正 8）［理博］東京帝大：リムルス、ロンギス、ピナノ／心臓ニ関スル研究（大正 15）［著書］診断学要項（昭和 2）、臨林薬理学（昭和 3）、額田晋氏に科学的人生観を訊く（訂 8 版、述 昭和 11）、自然・生命・人間（科学叢書 1 昭和 36）

家弓　茂吉（かゆみ・もきち）

明治 25（1892）～昭和 48（1973）年（80 歳）、福井

【内科】大正 8（1919）年 12 月東京帝大卒。9 年 1 月附属病院勤務、11 年 10 月薬物学入室（林 春雄教授）。北京協和医学堂招聘研究員：12 年 10 月～13 年 10 月。14 年 1 月熊本医大教授（薬物学）、12 月退職、鹿児島市にて開業。［医博］東京帝大：淋巴成生の機転に就て（大正 14）

大倉　安次（おおくら・やすじ）

明治 29（1896）～昭和 11（1936）年（39 歳）、東京

【内科】大正 7（1918）年 12 月東京帝大卒。北京協和医学堂招聘研究員：12 年 10 月～13 年 5 月。［医博］東京帝大：毒物と窒素及プリン代謝との関係（大正 14）［共編］独羅和掌中医学新辞典（昭和 9）

江守　彌次郎（えもり・やじろう）

明治 18（1885）～昭和 13（1938）年（53 歳）、福井

【外科】大正 3（1914）年 12 月東京帝大卒。第 1 外科入局（近藤次繁教授）、7 年 7 月日赤富山支部病院外科医長、10 年 12 月退職、11 年 3 月東京帝大薬物学（林 春雄教授）。北京協和医学堂招聘研究員：12 年 10 月～13 年 5 月。13 年日本医専教授、昭和 2（1927）年退職、池袋病院外科部長。在職中、13 年 12 月没。［医博］東京帝大：骨組織再生現象に及ぼすヴィタミン A の影響の実験的研究（大正 14）

松崎　武男（まつざき・たけお）

明治 26（1983）～昭和 53（1978）年（94 歳）、鹿児島

【内科】大正 8（1919）年 12 月東京帝大卒。9 年 1 月順天堂医院医員、12 年 4 月東京女子医専講師、10 月東京帝大薬物学入室。北京協和医学堂招聘研究員：12 年 10 月～13 年 5 月。13 年 6 月額田病院研究室、14 年 4 月帝国女子医専教授（佐々木と改姓）、鹿児島市立病院長（昭和 20 年 12 月～36 年 3 月）。昭和 53（1978）年 7 月逝去。［医博］東京帝大：無血的に人工栄養を施せるチフス免疫家兎剔出心臓のチフス菌毒に対する抵抗について（大正 14）

兒玉　榮一郎（こだま・えいいちろう）

明治 30（1897）～、東京

【内科】大正 11（1922）年東京帝大卒。北京協和医学堂招聘研究員：12 年 10 月～13 年 5 月。横須賀海軍共済病院内科部長、国立秋田病院副院長。［医博］東京帝大：加里塩の利尿作用の実験的研究（昭和 6）［共編］山菜辞典（昭和 46）

中島　壽（なかじま・はる）

明治 28（1985）～昭和 14（1939）年（54 歳）、長野

【細菌学】大正 9（1920）年 12 月東京帝大卒。北京協和医学堂招聘研究員：12 年 10 月～13 年 5 月。東京市衛生研究所。［医博］東京帝大：肺炎の発生及分利機転（昭和 2）

東京帝大図書館の建設 （1928 年 12 月）

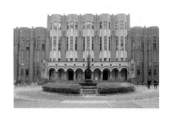

　ロックフェラー財団は、関東大震災によって焼失した東京帝大図書館の復興の支援を申しでて、総工費 400 万円（現：約 66.5 億円）を提供、昭和 3（1928）年 12 月の再開館をみている。

　　建築面積　　　3,875.8 m^2（1,172.4 坪）
　　建築延面積　17,143.5 m^2（5,185.9 坪）
　　書庫　　　　　3,118.5 m^2（　943.3 坪）

慶応大学医学部予防医学教室の建設援助 （1929 年 5 月）[9]

　1926 年、ロックフェラー財団が日本政府に対して公衆衛生研究施設の寄付に先立ち、民間医学研究施設に予防衛生研究室を寄付することを決定し、昭和 4 年 5 月、慶応大学医学部予防医学教室が建設された。建設費は、慶応義塾とロックフェラー財団が折半して負担した。

　財団との話合いのなかで、専門教授のアメリカ研修のことがあり、草間良男が建設中の 2 年間、アメリカのジョンズ・ホプキンズ大学の衛生・公衆衛生学大学院大学に留学し、最先端のアメリカ式公衆衛生学を修め、博士号の授与を受け、昭和 4 年帰国とともに新設の予防医学教室の助教授となり、翌年、教授に昇進した。

　当時、東京帝大、京都帝大を中心とするドイツ流の衛生学に対して、慶応の基礎学問と社会に対する実践を予防医学のレベルで行おうとするアメリカ式の新しい公衆衛生学の開講は、わが国における独壇場として内外の注目を集めた。

人　物

宮島　幹之助（みやじま・みきのすけ）

明治 5（1872）～昭和 19（1944）年（72 歳）、山形

【寄生虫学】明治 31（1898）年東京帝大理科大学動物学科卒。大学院（～33 年 9 月）、33 年 7 月講師、10 月京都帝大衛生学教室（坪井次郎教授）・大学院、

34年2月講師、35年12月内務省伝研入所（北里柴三郎所長）、36年1月痘苗製造所技師、37年2月米国派遣、38年4月伝研技師、独留学（44年～45年 ドレスデン、ベルリン在留）、大正3（1914）年11月北里研入所、9年10月慶大教授（寄生虫学）、昭和13年兼北里研副所長、在職中、19年12月自動車事故のため逝去。東京帝大大学院在学中、沖縄に信天翁研究に出張中、八重山群島におけるマラリアの流行に関心を持ち、京都帝大衛生学に移りマラリアの研究を行った（当時、京都・淀はマラリアの流行地）。伝研では恙虫病の研究に没頭した。大正3年にはマレー半島のマラリア調査、7年には移民の衛生状態調査のためブラジルに出張した。昭和4（1929）年から10年までは国際連盟阿片中央委員会委員を務めた。明治40年京都帝大より「本邦産『アノフェレス』ニ就テ」の論文にて医学博士号を取得した。理学部系出身者の最初の医博であった。大正13年5月衆議院議員（山形2区、民政党、当選1回 ～昭和3年1月）。［著書］動物教本（明治33）、日本蝶類図説（明治37）、動物と人生（大正2）、熱帯生活（大正8）、国際阿片問題の経緯（日本国際協会叢書第158輯 昭和10、11）［共著］人体寄生虫ノ診断及治療法（昭和3）［共編］北里柴三郎伝（昭和7）［共訳］大科学者の進める道 ローベルト・コッホ（ウンゲル 昭和12、冨山房百科文庫）［随筆］蛙の目玉（昭和11）、洋行百面相（昭和11）、蝸牛の角（昭和13）

北島 多一（きたじま・たいち）
明治3（1870）～昭和31（1956）年（86歳）、加賀（石川）
【細菌学】明治27（1894）年12月帝大卒。伝研入所（北里柴三郎所長）・助手。独留学：伝研派遣、30年10月渡航、マールブルグ大衛生学ベーリング教授に細菌学、免疫学を学ぶ、34年4月帰国、34年5月内務省伝研第1部長兼血清薬院技師、技師、臨時検疫事務官、38年4月伝研技師兼臨時検疫事務官、9月内務技師（衛生局）、44年4月衛生局防疫課長、大正3（1914）年11月伝研退所、北里研創立・副所長（細菌部担当）、昭和6（1931）年9月所長、24年3月退任。大正6年9月慶大教授・主事、医学部長（昭和3年5月～19年4月）、21年5月退職（教職追放）。伝研では北里柴三郎に師事、研究所の発展と伝染病の防圧に尽力、北里とともに伝研を退所し、北里研究所の

発展に尽力した。抗ハブ毒血清製造などの功績がある。慶大医学部創設とともに主事として北里を助けた。北里没後、後継者として医学部長を務めた他、日本医師会第 2 代会長（昭和 6 年 7 月〜18 年 1 月）を務めた。昭和 28 年文化功労者（細菌学）夫人は小池正直（陸軍軍医総監）の娘。[医博] 東京帝大：ベーリングの実験的治療教室報告（明治 37）[著書] マラリアの予防（大正11）[編著] 国民と結核（大正 11）[自伝] 北島多一自伝（昭和 30）

小泉　丹（こいずみ・まこと）

明治 15（1882）〜昭和 27（1952）年（69 歳）、京都

【寄生虫学、科学史】明治 40（1907）年東京帝大理科大学動物学科卒。伝研入所（宮島幹之助に師事）、大正 3（1914）年台湾総督府研究所技師、兼台湾医専教授（8 年〜9 年）、13 年 7 月慶大教授（初代 寄生虫学）、在職中、昭和27（1952）年 10 月逝去。伝研ではペスト、赤痢アメーバ、台湾ではマラリア、デング熱、慶大では回虫を中心に寄生虫学の研究を進めた。戦後は、定期的集団回虫駆除策を提唱、回虫保有者の激減に貢献。科学史家、随筆家。また、伝染病を媒介する蚤や蚊についての分類学的研究でも有名。[著書]最近寄生原虫学（明治 43）、視界（昭和 3）、進化学経緯（昭和 5）、野口英世（昭和 14）、常識の科学性（昭和 16）、日本科学史私攷（昭和 18）、蛔虫の研究（昭和 19）[訳書] 種の起源上巻、中巻（チャールズ・ダーウィン 昭和 4、13）

川上 理一（かわかみ・りいち）

明治 28（1895）〜昭和 57（1982）年（86 歳）、東京

【衛生統計学】大正 6（1917）年千葉医専卒。眼科入局の後、慶大予防医学入室、昭和 4（1929）年助教授（医学統計学科）、13 年 7 月公衆衛生院助教授（衛生統計学部）、8 月教授、15 年 12 月厚生科学研究所教授（国民優生部）、21 年 5 月公衆衛生院部長（衛生統計学部）、43 年 8 月退官。わが国における衛生統計学の開拓者。[医博] 慶大：眼疾患の遺伝に関する研究（大正 15）[著書] 優生学と遺伝学（優生学講座第 7 昭和 7）、生物統計学概論上巻（昭和 14）、下巻（昭和 18）、眼の科学（昭和 23）、結婚の科学（昭和 26）、生物統計学入門（昭和 31）

聖路加国際病院の復興・女子専門学校の建設援助（1933年）[10]

　関東大震災により崩壊した聖路加国際病院の復興に財団は35万ドル（現：約13億円）、女子専門学校の建築に40万ドル（現：約15億円）を援助し、いずれも昭和8年に完成した。

　明治34（1901）年　聖路加病院開設

　　　37（1904）年　聖路加病看護学校

　大正6（1917）年　聖路加国際病院と改称

　　　9（1920）年　聖路加病院付属高等看護女子学校

　　　12（1923）年　関東大震災により病院崩壊

　　　　　　　　　トイスラー院長、米国赤十字社、聖公会本部、ロックフェ
　　　　　　　　　ラー財団に関東大震災災害救護と病院復興の支援を求める。

　昭和2（1927）年　聖路加女子専門学校

　　　8（1933）年　新病院開設

トイスラー（Teusler, Rudolf Bolling）

明治9（1876）〜昭和9（1934）年（58歳）、米国

【宣教医】ジョージア州出身。1894年バージニア大卒。ボルティモア、モントリオール、ケベックの病院勤務の後、リッチモンドで開業のかたわらバージニア大病理学、細菌学助教授を兼任。明治33（1900）年2月米国聖公会の宣教医として来日、34年施療診療所（築地医院）を開設、35年2月、築地医院を聖路加病院と改称・初代院長。聖路加看護学校を主宰、大正12年関東大震災による病院破壊の後、再建に尽力した。在職中、昭和9年8月聖路加国際病院にて逝去。大阪・バルナバ病院の経営にも関与した。［伝記］聖路加国際病院創設者ルドルフ・ボリング・トイスラー小伝（中村徳吉 昭和43）

■ト氏露骨に要求す　米國赤十字寄贈金問題に對し、大に其名を博したるドクトル・トイスラー氏は數日前救護事務局に對し、例の國際病院設立のため應分の復舊補助相成度旨請願に及べるを以て目下詮議中也。其理由は何でも「昨夏米本國により同病院建設寄附金勧誘中の處意外にも好成績を擧るの前

兆を認め居れる矢先、俄然關東地方の震災のため米國の上下は卜氏の申出あ
るにも不拘、全部の醵金が救護事務局の方へ廻はりたるため甚大に自己の計
画を阻碍されたると同様の破目に陥れるを以て、此際政府としては適當なる
打算の下に補助されたい」といふのである。而して其金額は決して小ならず
とか、之に對しては諾否保留の上、或る問題の解決に急ぎつゝありと。(医
海時報　1545 号　大正 13 年 3 月 15 日)

公衆衛生院、都市保健館・農村保健館の建設 (1937 ~ 8 年)[11]

　関東大震災 (大正 12 年 9 月) 後、ロックフェラー財団より、災害地復興援
助の一部として、公衆衛生専門家の育成・調練機関の設立について、日本政
府に非公式の連絡があった。昭和 5 年、政府は中央に教育機関の「公衆衛生
院」、都市及び農村地区にそれぞれの臨地訓練機関の「保健館」を設置する
案を作成、財団に送付、了解された。9 年内務省に「公衆衛生技術員養成機
関建設委員会」が設置され、12 年に工事を完了、公衆衛生院は政府に、都
市保健館 (東京市京橋区) は東京市に、農村保健館 (所沢) は埼玉県に寄付
され、12 ~ 13 年に活動を開始した。

　これら施設の初代スタッフには、公衆衛生院では疫学部長野辺地慶三、小
児衛生部長斎藤潔、生理衛生学部長石川知福、東京市特別衛生地区保健館
(都市保健館) では斎藤潔館長、埼玉県立特別衛生地区保健館 (農村保健館)
では与謝野光館長は、いずれもロックフェラー留学生であった。

　これら施設の建築に対して、財団は総額 350 万ドル (現：約 130 億円) を
拠出した。

米国赤十字社の義援金による同愛記念病院の建設 (1928 ~ 9 年)[12]

　関東大震災の際に米国赤十字社より寄贈された義援金 800 万円 (現：約
133 億円) の一部 700 万円 (現：約 117 億円) を用いて、大正 13 年、「同愛記
念病院財団」が設立され、昭和 4 年震災で甚大な被害を受けた東京市東両国
に東京同愛記念病院 (院長：三浦謹之助) が開設された。東京同愛記念病院
の開設準備中に、米国赤十字社より更に 100 万円 (現：約 17 億円) が送られ
てきたことを契機として、横浜同愛記念病院が昭和 3 年 8 月に開設された。

　東京、横浜の同愛記念病院ともに、第二次世界大戦下の20年4月、医療の国営化を目指して設置された「日本医療団」[13]に寄付され、同愛記念病院財団は解散した。戦後、GHQに接収されたが、30年10月の接収解除後、日本医療団から新法人の「社会福祉法人同愛記念病院財団」に寄付され、東京同愛記念病院は、31年6月、「同愛記念病院」として再発足した。

第7節　文部省留学生の動向
―ドイツ医学かアメリカ医学か―

　第一次世界大戦の勃発（大正3/1914年）、文部省は留学生の留学国をドイツからアメリカに変更する方針を示した。この方針のもと最初にアメリカに留学したのは、大正4（1915）年4月に出発した柿内三郎と杉田直樹である。
　しかし、第一次世界大戦が終結すると再びドイツ留学が主流となり、アメリカ留学は少数となって来た。この時期、戦後日本の脳神経外科発展の旗手となった田中憲二、清水健太郎が、文部省在外研究員シカゴ大のベイリー教授（Percival Silvester Bailey, 1892-1973）の許に留学していることは注目されることである。
　日独開戦（大正3/1914年）当時、ドイツには180名前後の医学留学生が滞在していたが、日米開戦（昭和16/1941年）は、かねてより開戦が懸念されていたので、アメリカ滞在の医学留学生はきわめて少数であった。
　昭和14（1939）年6月に締結された日独医学協定に基づいて、ドイツ保健指導総監の招聘により7名の訪独医学使節団がドイツを訪問した（昭和15/1940年7月～10月）。石橋長英（日独医学協会会長・団長）、松本信一（京都帝国大学教授・皮膚科）、都築正男（東京帝国大学教授・外科）、布施信良（大阪帝国大学教授・内科）、金山国治（厚生事務官）、島信（東京市牛込区医師会会長・小児科）、藤田真之助（東京帝国大学・内科助手）の面々である。藤田は回想録『回想七十年抄』の中で「日本国際医学協会」と題して、各地での汽車の発着時間までも含む詳細な記録を残している。

人　物

柿内　三郎（かきうち・さぶろう）

明治 15（1882）～昭和 42（1967）年（85 歳）、東京

【生化学】明治 39（1906）年 12 月東京帝大医科大学卒、43 年 7 月理科大学
化学科卒。7 月東京帝大講師（医化学隈川宗雄教授）、45 年 4 月助教授。アメ
リカ留学（文部省外国留学生、大正 4 年 4 月～7 年 6 月 イエール大、シカゴ大、
コロンビア大にて研学）。大正 7（1918）年 8 月東京帝大教授（生化学）、8 年
10 月兼理学部教授（生化学）、欧州視察（12 年 8 月～13 年 3 月）、昭和 2
（1927）年 10 月（医化学を生化学と変更）、18 年 3 月退官。「生化学」の提唱
者。生化学の名称を広く生命現象を化学的に究明する学科名として提唱、欧
文生化学専門誌 "Journal of Biochemistry" を刊行（大正 11 年）、大正 15 年
日本生化学会の創立に主導的役割を果たした。生体構成物質の物理化学、細
胞内物質代謝、生体酸化と脂質の関係、栄養学などの領域において業績があ
る。臨時脚気調査委員も務めたこともある。昭和 5 年退官後、幼稚園教育に
邁進することを決意、18 年倶進会（幼児教育の研究・振興）設立・理事長、
22 年日本学園理事長・校長（～28 年）、音羽幼稚園長（～35 年）・理事長（～
39 年）。音羽幼稚園内に胸像あり、また、能楽にも造詣が深かった。小金井
良精（解剖学、東京帝大教授）は岳父、坂田昌一（素粒子物理学、名古屋帝大教
授）は次女信子の婿。[医博] 東京帝大：総長推薦（大正 9）[著書] 生化学
提要（大正 14）、同 2（昭和 2）、実験生化学（昭和 3）、嗚呼学聖隈川宗雄先
生（昭和 34）[共著] 医化学提要（大正 3）[自伝] 私の半生（未刊）[遺稿]
柿内三郎の生涯（志水禮子編 平成 14）

杉田　直樹（すぎた・なおき）

明治 20（1887）～昭和 24（1949）年（61 歳）、東京

【精神科】大正元（1912）年 12 月東京帝大卒。精神科入局（呉秀三教授）、2
年 10 月講師（～6 年 8 月）。ドイツ・フランス・オーストリア留学（文部省
外国留学生、2 年 10 月 ミュンヘン大シュピールマイヤー教授に学ぶ予定であっ
たが、第一次世界大戦勃発のため、オランダ、イギリス経由、10 月帰国、4 年 2
月再出発、アメリカ・ウィスター研究所ドナルドソン博士に学び、7 年 5 月帰国）。

7年6月講師、10年4月助教授、昭和2（1927）年11月松沢病院副院長兼東京帝大講師、6年5月名古屋医大教授（精神医学）、14年4月名古屋帝大教授、21年兼県立城山病院病院長、24年4月退官、東京医大教授就任予定であったが、8月急逝。欧米留学で学んだ脳の形態学の研究に始まり、統合失調症（分裂病）の原因研究では間脳障害説を提唱した。また、児童精神病学の開拓者としても知られ、昭和12年には私費で八事少年寮を開設、治療と教育に当たった。［医博］東京帝大：大脳皮質発育の比較研究（大正10）［著書］低能児及不良児の医学的考察（大正12）、異常児童の病理（大正13）、天才児の教育（大正13）、治療教育学（児童教育講座第14 昭和11）［共著］最新精神病学（大正11）［伝記］杉田直樹（堀要 臨床精神医学10巻4号、昭和56）

田中 憲二（たなか・けんじ）

明治37（1904）〜平成元（1989）年（84歳）、新潟

【外科（脳神経外科）】昭和4（1929）年新潟医大卒、第1外科入局（中田瑞穂教授）。アメリカ留学（在外研究員、シカゴ大脳外科ベイリー教授 12年3月〜13年3月）、助教授、18年10月ジャカルタ医大教授（陸軍軍政地教授）。21年9月順天堂医大（外科）、26年6月順天堂大教授、31年1月（第2外科）、43年3月（脳外科担当）、46年3月退職。超音波診断の開拓者。菊池喜充、和賀井敏夫らとともにわが国最初の超音波の診断への応用報告「超音波による頭蓋内疾患」を行った（昭和27年）。［医博］新潟医大：腹窓法による手術胃腸運動の研究（昭和11）［共著］脳の超音波診断（昭和43）［共編］新外科学各論上・中・下巻（昭和35〜39）［共訳］トーレック外科診断学（トーレック 昭和38）

清水 健太郎（しみず・けんたろう）

明治36（1903）〜昭和62（1987）年（84歳）、東京

【外科（脳外科）】昭和4（1929）年6月東京帝大卒、精神科入局（内村祐之教授）、7年1月第1外科入局（青山徹蔵教授）、14年6月助手。アメリカ留学（在外研究員、15年3月〜17年8月 イリノイ大ベイラー教授に脳外科研修、留学

中、日米開戦となり第1次日米交換船にて帰国)。18年1月講師、20年3月助
教授、23年11月教授(第1外科)、26年6月(兼第3外科)、38年3月停年
退官、退官後、中央鉄道病院長(38年4月〜40年6月)。わが国における脳
外科の開拓者。昭和26年6月東大附属病院に脳神経外科を開設した。妻静
子は森島守人(外交官・政治家、開戦時、ニューヨーク)の子女、第1次日米
交換船にて帰国中、知り合い結婚した。[医博]東京帝大:脳動脈撮影の研
究(昭和13)[共著]脳波入門(昭和37)[共編]臨床電気生理学(昭和30)
[共監]アサヒ家庭の医学第1〜第4(昭和30)

おわりに

　第一次世界大戦から第二次世界大戦までの期間(戦間)に行われたアメリ
カの対日医療援助の概略についての紹介を試みた。

　この戦間期は、日米の中国利権をめぐる対立が激化し、やがて日米開戦と
なる時期である。政府ベースではなく、ロックフェラー財団、米国赤十字社
という民間機関を通じてではあったが、仮想敵国の日本に莫大な医療援助が
なぜ行われたのか。ロックフェラー財団の活動目的の「人類の福祉の増進、
教育」、米国赤十字社の「人道的援助」だけでは、理解しがたいことである。

　これらの医療援助をアメリカの対日「宥和政策」と理解することもできる
し、さらに、わが国の医療市場を目指しての「先行投資」とみなすこともで
きないわけではない。「宥和政策」は日米開戦によって無効であったことが
示された。一方、戦後のわが国は、完全にアメリカ医学の時代となり、医療
市場(医薬・医療機器)がアメリカ主導と化している現状を考えれば、「先行
投資」とする見解もできる。

文　献
(1) 池井優:門戸開放・機会均等主義. 外務省外交史料館、日本外交史辞典. 東京、山
　　川出版社、平成20、202頁
(2) 同仁会(編):同仁会四十年史. 東京、同仁会、昭和18
(3) ファイバー(同仁会訳):中華民国の医育問題(同仁会支那衛生叢書). 東京、同仁

会、昭和8

(4)　久保徳太郎：北京の旅から（三）―北京協和医学校及附属医院―. 医海時報（1495）大正12、444頁

(5)　辻直人：近代日本海外留学の目的変容　文部省留学生の派遣実態について. 東京、東信堂、平成22、266～402頁

(6)　中村徳吉：聖路加国際病院創設者ルドルフ・ボリング・トイスラー小伝. 東京、聖路加国際病院、昭和43

(7)　ト氏露骨に要求す. 医海時報（1545）1581頁、大正13

(8)　医海時報（1524）1864頁、（1525）1888頁、大正12

(9)　衛生学・公衆衛生学. 慶応大学医学部六十周年記念誌　昭和58、236頁

(10)　聖路加国際病院八十年史. 東京、聖路加国際病院、昭和57

(11)　国立公衆衛生院創立五十年史. 東京、国立公衆衛生院、昭和63

(12)　同愛記念病院十年史. 東京、同愛記念病院、昭和14

(13)　日本医療団史. 東京、日本医療団、昭和52、71, 178頁

<u>第 3 章</u>

近代日本の医学

第 1 節　近代日本医学の 145 年

　明治以来今日まで、わが国における医学・医療のたどった道について、編者なりにまとめた概略を記しておきたい。この約 145 年間を、大きくは「明治・大正・昭和戦前期」、「昭和戦後期」、そして「平成期」の 3 つの時期に区分されると考えている。

明治・大正・昭和戦前期〔明治元（1868）年～昭和 20（1945）年〕

　ドイツ医学の公式採用（明治 3 年）以来、わが国は多数のドイツ人教師を招聘して、主として東京大学、その前身校において医学教育が行われた。卒業生は、全国各地の医学校に赴任してドイツ医学の普及を図った（参考　吉良枝郎『明治期におけるドイツ医学の受容と普及』、平成 22 年）。また、明治期を通じて 900 余名が留学のため渡航している。驚くべきこととして、文部省留学生に代表される公費留学生が 250 名程度であったのに、650 名を越す多数の私費留学生が渡独している。わが国がドイツ医学をいかに熱心に受容しようとしたかがうかがえる。

　この時代、ドイツで学んだ技法を駆使して、わが国で数多くの優れた研究が行われた。西欧においては細菌学勃興の時期である。病原菌発見の歴史は、明治 6（1873）年のハンセン（ノルウェー）による「らい菌」の発見に始まり、明治 15 年にはコッホ（ドイツ）によって結核菌の発見が行われている。わが国においても、ペスト菌の発見（北里柴三郎 明治 27 年）、赤痢菌の発見（志賀潔 明治 30 年）が行われている。細菌学の領域だけではない。明治 43

年に藤浪鑑と稲本亀五郎による移植可能なニワトリ肉腫（藤浪肉腫）の発見、大正4（1915）年には山極勝三郎と市川厚一によるタールを用いた人工発癌における世界初の成功などが報告されている。いずれも、がん研究の歴史においてきわめて重要な成果であり、特に、山極・市川の仕事がなぜノーベル生理学・医学賞を受賞できなかったのかについての議論は、今なお続いている。このように、明治・大正期のわが国における医学研究は世界的にも注目された研究が少なくない。まさに、医学にとっても『坂の上の雲』（司馬遼太郎　昭和43）の時代であった。

　一方、医療の面を見れば、明治7年の「医制」発布以来、近代的医療制度の確立が図られたが、この時期はなお、わが国が伝染病（感染症）対策に終始した時代であった。明治初期・中期は、コレラ、赤痢、腸チフスなどの急性伝染病の時代と言える。明治12年のコレラ大流行では、罹患数16万2,637人、死者数10万5,786人もの驚くべき数字が記録されている。政府は明治9年の天然痘予防規則以来、海港虎列刺病伝染予防規則（明治12年）、伝染病予防規則（明治13年）などの法令を制定して対策に躍起となったが、その制圧には程遠い状況であった。また、慢性伝染病である結核、ハンセン病の制圧を目指しての立法が行われたのは、それぞれ明治も末期の37年、40年に至ってのことである。

　この時期、伝染病対策が遅々として進まなかった理由としては、抗菌薬が未開発であったことが挙げられるが、より基本的には、この時期、絶えず起こった戦乱・戦争——慶応4（1868）年の戊辰戦争以来、台湾出兵、西南の役、日清戦争、北清事変、日露戦争、シベリア出兵、済南事件、満州事変、日中戦争、そして昭和16（1941）年の大東亜戦争——のために多大の軍事費を要し、民生費は乏しく、上下水道といった急性伝染病の防疫上、最低限必要な環境整備すらできなかったことがある。しかし、われわれ日本人が特に好戦的であったわけではない。問題は、明治の開国以来の人口の急増による財政面での圧迫であった。明治3年から昭和15年までの70年間に、日本人はほぼ倍増した。明治元年には、早くもアメリカ（ハワイ・本土）移民が始まり、明治41年にはブラジル移民が始まったが、いずれも相手国から門戸を閉ざされることになり、昭和7年には最後の植民地としての満州移民が開

始された流れがある。このなかで、日清、日露戦争の勝利を受けて、わが国は台湾（明治 28 年）、朝鮮（明治 43 年）の外地経営に乗り出さざるを得なかった不幸な歴史がある。

　昭和 20 年 8 月、日本の敗戦を迎えて、内地人口 7,200 万人の国土に、軍人・一般邦人を含めて 510 万人が加わった。食糧難・住宅難・交通難のなかで、引揚者からのコレラ、発疹チフスなどの急性伝染病の国内への侵入・流行が懸念されたが、10 月に厚生省は臨時防疫局を設置して、伝染病に対する水際作戦を展開し、大きな被害を出さなかったという見事な成果を挙げている。当時の防疫関係者、厚生技官の労苦は、わが国の医療史に明記されておくべきことである。

　また、この時代の前後、重要な施策が行われている。「日本医療団」の発足（昭和 17 年 6 月）と病院・療養所の国有化政策である。戦時下という状況のなかで強行されたことであるが、「医療国営化・公営化」は、戦時体制の一つとしてではなく、医療の社会化・社会保障としての医療を考える上で、避けて通れない検討課題である。現在、欧州の国民皆保険の国々は、原則、公営医療である。少なくとも、病院は公営である。日本医療団は、米占領軍の意向を受けて昭和 22 年 11 月に解散した。そのわずか 13 年 5 か月後には、「国民皆保険」である。日本医療団が温存できておれば、現在の医療の混乱も少しは防げたかもしれないと思うと残念なことである。

昭和戦後期〔昭和 20（1945）年〜昭和 64（1989）年〕

　医療史の上でみれば、死因第 1 位だった結核に代わり、脳血管疾患が死因第 1 位となった昭和 26 年から戦後期が始まることになる。昭和戦前期と較べて最も大きな変化は、医学の面では「ドイツ医学からアメリカ医学」への転換であり、医療面では「国民皆保険」の実現（昭和 36 年）がある。

　なぜ、「ドイツ医学からアメリカ医学」であったのか。ひとつの要因は、2 度にわたる世界大戦でいずれもドイツが敗北を喫し、特に第二次世界大戦後、東西に分割されたことによるその国力低下がある。しかし、より大きなことは、昭和 24 年に開始されたガリオア留学生、28 年からのフルブライト留学生として、多数の日本人研究者・医師がアメリカに向かい、その帰国者

によってアメリカ医学が急速にわが国に普及したことである。

　ペニシリン、ストレプトマイシンをはじめとする抗菌薬のわが国への導入とその開発・普及によって、伝染病（感染症）は激減した。しかし、抗菌薬だけで感染症が制圧されたわけではない。生活環境（居住、大気、上下水道、栄養）、労働環境（職場環境、労働時間の減少）の改善・向上の果たした役割もきわめて大きい。加えて、最大の要因は「国民皆保険化」に代表される医療環境（医療施設、医療機器、薬剤）の整備・充実である。このような戦後の国民生活の向上・環境の改善は、わが国の経済成長、特に昭和30年から48年まで続いた高度経済成長によって支えられたことであった。また戦後は、戦争が一度もない国となり、戦前に比較して軍事費が激減し、民生費、社会保障費の充実をもたらしたことは、明記して強調されねばならないことである。

　明治初年、国民の平均寿命は男女とも30歳程度であった。そして、大東亜戦争前の昭和15年になっても男46.9歳、女50.0歳の状況であったが、戦後、急速な延びをみせ、平成元年には男75.9歳、女81.8歳に延長した。

　感染症に代わって浮上してきたのは、「成人病（脳卒中、がん、心臓病）」である。昭和32年から開始された成人病対策は、平成8年には"生活習慣病"と名称が変更され、国家的レベルで対策が講じられるようになった。

　一方、戦後の医学研究の動向をみると、アメリカ医学の導入にあまりにも忙しく、「日本人は、学問であれ宗教であれ、外国で生まれたものをわが国に移植して自分のものとし、文化を作り上げてきた。必然的に外国産を尊重し、それを持ち込んだ個人をも尊敬した。加えて、外国で生まれたばかりのものを重要だと判断した。このような傾向は日本民族に深く染み付いた歴史的な体質になっているのではなかろうか」（小高健『日本近代医学史』、平成23）との指摘を否定できない状況にあったことは事実である。"Nature"、"Cell"両誌に追悼文（いずれも2009年4月）の掲載された花房秀三郎の「がん遺伝子の先駆的研究」（昭和38～52年）、利根川進の「多様な抗体を生成する遺伝的原理の解明」（1987年ノーベル生理学・医学賞）は、いずれも外国で生まれた業績である。

平成期

　現在に至るこの期を代表する象徴的なできごとは、「介護保険」の実施（平成12年）である。医療から介護への転換である。理由は、世界の文明国家に例をみない速度で進展した「人口の高齢化」にある。平成23年の老年人口（65歳以上）は2,975万人、全人口の23.3%で、なかでも75歳以上の後期高齢者は1,471万人、全人口の11.5%に達している。

　なぜ、高齢者は増加したのか。病気による死亡が減少したためである。その理由は2つある。ひとつは生活環境、労働環境のさらなる改善・向上による病気自体の減少である。もうひとつは医療環境の改善による管理・治療の向上である。

　「成人病・生活習慣病」対策の成果として、平成期になっての病気の減少は目覚しいものがある。脳卒中、虚血性心疾患は激減している。がんにおいても、肺がんのように増加しているものもあるが、全体としてみれば、近年の減少傾向は明らかである。

　長寿自体は大変結構なことである。問題は医療・介護費、さらには生計費の負担を、わが国の社会が支えられるかである。現在、後期高齢者の医療・介護に用いられている経費は約18兆円であり、今後のさらなる増額は必至である。その増額を支えるためには、当然、経済活動の活性化が必要である。同時に「適切な医療・介護、妥当な医療・介護費」を目指しての政策が必要である。後期高齢者医療だけの問題ではない。わが国の医療全体として、英国・北欧の社会保障型国家に比較すると、国民1人あたりの年間受診回数は3〜5倍、医師1人あたりの年間診療回数は3〜8倍、病床数（人口あたり）は4〜5倍、平均在院日数は2〜3倍、人口あたりのCT台数は4〜13倍、MRI台数は3〜7倍、透析患者数は4倍の状況である。これらの数字だけをもって過剰医療というわけではないが、日本の医療水準の高さを示すこととして誇れることではない。

　なお、本書の編集作業も大詰め近くになった10月8日、大きな朗報がもたらされた。山中伸弥教授（京大）のノーベル賞受賞である。わが国で生まれた仕事に対する初の生理学・医学賞である。その業績である「iPS細胞の開発」（平成18／2006年）は、共同受賞者のジョン・ガードン卿の「クロー

ンオタマジャクシ作製」（1962年）の延長線上の成果であり、冒頭で記した「人々の仕事は先人の仕事の上に成り立っていること」を改めて感じさせられた快挙であった。授賞理由は「成熟細胞が初期化され、多様性をもつことの発見」。まさに生理学賞に値する偉業である。山中教授への次なる大きな期待は、iPS細胞の臨床応用・実用化である。巨大な壁への挑戦ではあるが、山中教授の二度目の栄誉を期待したい。

（泉孝英：日本近代医学人名事典 1868-200、医学書院、平成24「序」より引用）

第2節　日本の医学研究
―ノーベル生理学・医学賞への道―

(1)

1901（明治34）年　ベーリング（独）：血清療法、特にジフテリアへの適用に関する研究

1905（明治38）年　コッホ（独）：結核症に関する研究と発見
　→どうして共同研究者である北里柴三郎は受賞者に選考されなかったのか？

1915（大正4）年〜1918（大正7）年　ノーベル賞中止
　→野口は授賞の時期を逃したのではないか？

1926（大正15）年　フィビゲル（デンマーク）：スピロプテラ癌腫の発見
　→この寄生虫発癌説は後に誤りだったことが判明
　　どうして世界で初めて化学物質による人口発癌に成功した（大正4（1915）年）山極、市川に授賞されなかったのか？

1929（昭和4）年　エイクマン（オランダ）：抗神経炎ビタミンの発見
　→どうして鈴木梅太郎は受賞者になれなかったのか？

1966（昭和41）年　ラウス（米）：発癌ウイルスの発見
　→藤浪肉腫の発見者、稲本亀五郎（1877〜1940）、藤浪鑑（1870〜1934）が存命であれば受賞者であった？

1987（昭和62）年　利根川進：多様な抗体を生成する遺伝子原理の発見

1989（平成元）年　ビショップ（米）、ヴァーマス（米）：レトロウイルスのもつ癌遺伝子が細胞起源であることの発見
　→前後して、同じ事実を発見していた花房はどうして受賞できなかったのか？

2011（平成23）年　ボイトラー（米）、ホフマン（仏）：自然免疫の活性化にかかわる発見
　→コッホ賞（2004/平成16）年はボイトラー、ホフマン、審良の3名受賞であったが、Toll様受容体の働きに関する概念の発表が、審良はボイトラーに数カ月遅れた。

2012（平成24）年　ガードン（英）、山中伸弥（日）：成熟細胞が初期化され多能性をもつことの発見
　→山中は平成18年マウスのiPS細胞作成に成功。19年ヒトのiPS細胞作成に成功。

2015（平成 27）年　キャンベル（米）、大村智（日）：線虫寄生虫による感染に対する
新規治療法の発見。昭和 48 年、メルクとの共同研究開始
2016（平成 28）年　大隅良典（日）：オートファジーの機序に関する発見

〔出典〕中村禎里：ノーベル賞の光と影、科学朝日編、朝日新聞社、昭和 56
　　　　小高健：北里柴三郎再考、日本医事新報 4444 号（91-95 頁）、4445 号（95-99 頁）、平成 21

人　物

北里 柴三郎（きたざと・しばさぶろう）

嘉永 5（1852）～昭和 6（1931）年（78 歳）、肥後（熊本）

【細菌学】時習館（藩校）、熊本古城医学校（マンスフェルトに師事）を経て、
明治 16（1883）年東大（入学時校長 長与専斎）卒。9 月内務省衛生局（長与
専斎局長）勤務、17 年東大衛生学助手（緒方正規教授）。ドイツ留学（内務省
派遣：18 年 11 月～25 年 5 月 ベルリン大衛生学コッホ教授）。25 年 11 月長与専
斎、福沢諭吉らの後援により大日本私立衛生会附属伝染病研究所創立・所長。
32 年 4 月研究所は内務省に移管。大正 3（1914）年 10 月伝研の文部省移管
のため退官。11 月北里研究所設立、6 年 4 月慶大医学部創立・医学部長兼
附属病院長、昭和 3（1928）年 3 月医学部長辞任、5 月附属病院長辞任。滞
独中、明治 22 年破傷風菌の培養単離に成功、菌体の毒素を少量ずつ増量し
ながら動物に注射し、血清中に抗体を生じさせ、治療に利用する血清療法を
開発。この方法をジフテリアに応用、ベーリングと連名で発表（23 年）。27
年、香港でペストの流行時、香港へ出張、イェルサン（Yersin, A）とは独立
にペスト菌を発見。42 年恩賜財団済生会の創立時、評議員（医務主管）、大
正 2 年日本結核予防協会を設立、理事長に就任。大正 5 年人日本医師会、12
年日本医師会を創設、会長。明治 39 年学士院会員、大正 6 年 12 月貴族院議
員（勅撰 ～昭和 6 年 4 月）北里善次郎（有機化学、北里研所長）は長男。逓夫
人は松尾臣善（男爵、日銀担当）の次女。［医博］東京帝大：評議会推薦（明
治 24）［著書］黴菌学研究（明和 26）、北里細菌及伝染病学雑纂（明治 44）
［伝記］北里柴三郎伝（宮島幹之助 昭和 6）、北里柴三郎（高野六郎 昭和 34）、
北里柴三郎 北里大学学祖（長木大三 昭和 61）、北里柴三郎と緒方正規 日本
近代医学の黎明期（野村茂 平成 15）

野口 英世（のぐち・ひでよ）

明治9（1876）～昭和3（1928）年（51歳）、福島

【細菌学】幼名清作。明治29（1896）年9月上京、10月医術開業前期試験及第、11月高山歯科医学校の学僕、30年5月済生学舎入学、10月医術開業後期試験及第、高山歯科医学院講師、11月順天堂医院助手、31年4月伝研助手補（北里柴三郎所長）、32年5月長浜海港検疫所（横浜）医官補、10月清国牛荘（営口）に発生したペストの国際予防委員会要請による日本医師団の一員として参加、33年6月帰国。9月東京歯科医学院講師、12月渡米、34年1月ペンシルベニア大フレクスナー博士の個人助手、35年10月病理学助手。36年10月デンマーク留学（国立血清研究所マドセン博士 ～37年9月）。37年10月ロックフェラー医学研究所助手、40年6月準所員、大正3（1914）年7月正所員。エクアドル出張（7年6月～11月）、昭和2年10月アフリカへ出発、3年5月出張先のアクラ（ガーナ）で殉職死。明治32年横浜において、わが国初のペスト患者を発見、ペンシルベニア、デンマークでは蛇毒の研究に従事、ロックフェラー医学研究所において、44年梅毒スピロヘータの純粋培養に成功、大正2年進行性麻痺・脊髄癆が梅毒スピロヘータに起因することを実証。7年エクアドルに流行の黄熱病病原調査に参加、3年間メキシコ・ペルー・ブラジルの黄熱病調査に従事、昭和2（1927）年黄熱病が西南アフリカに発生、調査委員会が組織され、再び参加したが研究中に現地（アクラ）で感染、逝去。大正4年9月帰国、朝野の歓迎を受け、11月帰米、滞在中、数々の美談が生まれた。ニューヨーク・ロックフェラー大図書室に胸像、福島県猪苗代町に野口英世記念館、横浜市金沢区長浜に長浜野口英世記念公園がある。野口英世記念会の事業の一つとして昭和32年、「野口英世記念医学賞」が設けられた。幼児、左手に火傷を受け瘢痕・癒着を生じた。明治25年渡辺鼎（福島・若松町の開業医）による形成手術を受け、更に30年近藤次繁（東京帝大教授）が再手術。大正4年恩賜賞（スピロヘータパリーダの研究）、12年学士院会員。［医博］京都帝大：蛇毒ノ血清溶解作用他4篇（明治44）［理博］東京帝大：病原性トレポキーマ・ハルリーダム、純粋培養法ニ就テ他（英文：大正3）［著書］ルエチン反応（大正5）、梅毒ノ血清診断（大正7）、野口英世書簡集1、2（平成元）［共編］

病理学的細菌学的研究術式要綱（明治 32）［伝記］野口英世（奥村鶴吉編 昭
和 8）、野口英世（小泉丹 昭和 14）、野口英世（エクスタイン 昭和 33）、野口
英世伝（野口英世記念会編 昭和 38）、野口英世（中山茂 昭和 53、朝日評伝選）、
遠き落日（渡辺淳一 昭和 54、小説）、野口英世（プレセット、中井久夫他訳 昭
和 62）、野口英世を憶ふ（フレキシナー 日本医事新報 1788 号～1791 号、昭和
5）

山極 勝三郎（やまぎわ・かつさぶろう）

文久 3（1863）～昭和 5（1930）年（67 歳）、信濃（長野）

【病理学】旧姓山本。明治 21（1888）年 11 月東京帝大卒。病理学入室（三浦
守治教授）・助手、24 年 3 月助教授。ドイツ留学（文部省外国留学生、24 年 4
月～27 年 5 月 ベルリン・伝研コッホ所長に師事、ツベルクリン研究、ベルリン大
病理ウィルヒョー教授に師事）。28 年 9 月教授（初代 第 2 病理・病理解剖学）、
44 年 11 月（第 1 病理・病理解剖学）、大正 12（1923）年 9 月停年退官。明治
31 年台湾のペスト流行に際し出張調査、成果を『ペスト病論』にまとめた。
ウィルヒョーの癌慢性刺激説を証明するために、市川厚一とともに家兎の耳
翼に長期間タールを塗布して、大正 4 年世界最初の発癌実験に成功した。明
治 40 年雑誌『癌』を創刊。44 年日本病理学会を創立・初代会長。大正 8 年
学士院賞（山極勝三郎、市川厚一 癌腫の人工的発生研究）、学士院会員、昭和
3 年ソフィア・ノルドホフ・ユング賞（ドイツ：人工癌の研究）。［医博］東
京帝大：炎症血管の新生に就て外 4 篇（明治 28）［著書］病理総論講義（明
治 28）、脚気病論（明治 31）、ペスト病論（明治 32）、病的材料観察法（明治
34）、胃癌発生論（明治 38）、境遇の感化（明治 41）［伝記］山極勝三郎先生
（石橋松蔵、村山小次郎 日本医事新報 1338 号、昭和 24）、山極勝三郎先生（三
宅仁 日本医事新報 1373 号、昭和 25）、世界初の人工発癌に成功した山極勝三
郎（小高健 平成 18、人と学問選書）

市川 厚一（いちかわ・こういち）

明治 21（1888）～昭和 23（1948）年（60 歳）、茨城

【病理学】大正 2（1913）年 7 月東北帝大農大畜産学科卒、11 月東北帝大大

学院兼東京帝大病理学教室研究生（山極勝三郎教授）、7 年 10 月北海道帝大
大学院（農学部畜産学科）、8 年 3 月講師（獣医学第 2 講座）、9 年 1 月助教授
（畜産学科第 2 比較病理）。英・米・独・仏出張（在外研究員、12 年 4 月～14 年
8 月）。14 年 8 月教授、昭和 16（1941）年兼帯広高等獣医学校教授、21 年 3
月病気退官。タールによる人工発癌の成功者。大正 4 年山極勝三郎とともに、
ウサギの耳にタールを塗布することで人口癌の発生に成功・報告（9 月）し
た。化学発癌を実証した最初の報告で、癌発生の刺激要因説に最も有力な根
拠を与えた。以後、発癌物質、発癌機構の研究が世界的に発展した。8 年ラ
ノリンタールによる乳癌発生にも成功。また、癌の早期診断法、癌と神経と
の関係の研究、馬の伝染性貧血・豆穀中毒による脳炎など家畜病理学の諸分
野で業績をあげ、獣医学の水準を向上させた。北海道帝大農学部比較病理学
の 2 代目教授は山極勝三郎の 3 男三郎が継承している。大正 8 年学士院賞
（山極勝三郎、市川厚一 癌腫の人工的発生研究）。

鈴木 梅太郎（すずき・うめたろう）
明治 7（1874）～昭和 18（1943）年（69 歳）、静岡
【農学（農芸化学）】明治 29（1896）年 7 月東京帝大農科大学農業化学科卒。
7 月農芸化学・生物化学入室・大学院、33 年 6 月助教授。ドイツ留学（文
部省外国留学生、34 年 10 月～39 年 2 月 ベルリン大フィッシャー教授の下で、有
機化合物の分離、合成について研究）。39 年 5 月盛岡高農教授（～大正 6 年 11
月）。大正 6（1917）年 11 月兼理研化学部門主任研究員、農学部長（昭和 2
年 10 月～3 年 10 月）、昭和 9（1934）年 12 月東京帝大退官。退官後、満州国
国務院大陸科学院顧問（10 年～）、院長（12 年 6 月～16 年 11 月）。東京帝大助
教授時代、桑の萎縮病は害虫、微生物によるものでなく葉の摘み過ぎ、刈り
込み過ぎによる栄養不良であることを発見、明治 43 年米糠中の新栄養素
（アベリ酸、大正元年オリザニンと命名）を発見、大正 4 年清酒防腐剤サリチ
ル酸、梅毒治療剤サルバルサンの製造に成功、5 年理化学研究所創立委員、
理研にて「理研酒」を合成した。大正 13 年学士院賞（鈴木梅太郎、高橋克己
副栄養素の研究）、昭和 14 年学士院会員、昭和 18 年文化勲章（農芸化学に対
する貢献）。須磨子夫人は辰野金吾（建築学、東京帝大教授）の娘。［農博］ 東

京帝大：植物中諸種ノ状況ニ於ケル「アスパラチン」の生成（英文：明治34）［著書］植物生理科学（明治44）、植物生理の研究（昭和19）［共著］最近煙草論（明治36）、栄養化学（昭和10）、栄養読本（昭和11）、栄養学概論（昭和17）［自伝］研究の回顧（昭和18）［伝記］鈴木梅太郎先生伝（昭和42）、自然科学の道 鈴木梅太郎博士をたたえる（昭和60）

稲本 亀五郎（いなもと・かめごろう）

明治10（1877）〜昭和15（1940）年（62歳）、和歌山

【病理学、内科】明治39（1906）年京都帝大卒。病理学入室（藤浪鑑教授）、助手、講師を経て大正2（1913）年8月京城医専教授（病理学・法医学）。ドイツ留学（朝鮮総督府派遣10年〜13年）。昭和6（1931）年4月退官、京都市上京区にて開業。藤浪教授退官後の7年「再帰熱病理解剖知見補遺」により京都帝大より学位取得。明治43年4月第1回日本病理学会において、藤浪鑑（本書85頁参照）と連名で「移植シ得キ鶏ノ腫瘍ニツイテ」と題した講演を行った。後、「藤浪肉腫」を呼ばれるようになった肉腫の発見者。稲本晃（外科・麻酔学、京大教授）の父。ラウス（昭和41/1966年ノーベル生理学・医学賞受賞）とともにウイルス発癌の先駆的業績と評価される。

付記：肉腫の発見3年後、稲本は京城に転勤となり藤浪教授によって肉腫の研究は、林直助愛知県立医専教授の担当とされたが、藤浪肉腫は日本からは消失、第二次世界大戦後、花房秀三郎がラウス肉腫を用いて「癌ウイルスの持つ遺伝子が正常細胞内に存在する」事実を確認（1977年）後、藤浪・稲本肉腫は日本には存在せず、チェコに保存されていることを確認した。なお、稲本は「藤浪先生追悼録」には寄稿していない。

利根川 進（とねがわ・すすむ）

昭和14（1939）〜、愛知

【分子生物学】昭和38（1963）年京大理学部卒。大学院理学研究科（ウイルス研究所：渡辺格教授）中退。38年渡米、カリフォルニア大サンディエゴ校（フルブライト研究員）、43年Ph. D、44年米・ソーク研究所博士研究員、ダルベッコ（昭和50/1975年ノーベル生理学・医学賞）研究室、46年スイス・

バーゼル免疫研究所主任研究員、56 年マサチューセッツ工大教授（生物学部・癌研究所）、平成 21 年理化学研究所脳科学総合研究センターセンター長。受賞・栄誉：昭和 56 年朝日賞、58 年ガードナー国際賞、59 年文化功労者・文化勲章、61 年ロベルト・コッホ賞、62 年アルバート・ラスカー基礎医学賞、ノーベル生理学・医学賞。

花房 秀三郎（はなふさ・ひでさぶろう）

昭和 4（1929）～平成 21（2009）年（79 歳）、兵庫

【細胞生物学、分子腫瘍学】昭和 28（1953）年阪大卒（理学部化学科赤堀四郎教授）。大学院特別研究生、33 年微研・助手（腫瘍ウイルス部門 釜洞醇太郎教授）、36 年カリフォルニア大（バークレー）ウイルス研究所研究員、39 年コレージュ・ド・フランス（パリ）実験医学研究所研究員、41 年ニューヨーク公衆衛生研究所癌ウイルス部長、48 年ロックフェラー大教授、平成 10（1998）年 10 月大阪バイオサイエンス研究所長、17 年 3 月退任。癌遺伝子研究の先駆者、ラウス肉腫を対象として、ニワトリに癌を起こすウイルスは、癌遺伝子をニワトリに持ち込むが、この遺伝子に類似の遺伝子が、本来の細胞の中にあることを実験的に証明し、ウイルスが癌を引き起こすとの常識を覆した（1977 年）。藤浪肉腫についても研究した。1980 年代「ノーベル賞に近い日本人」と評価され、1982 年、ビショップ教授、バーマス教授（カリフォルニア大サンフランシスコ校）とともに、日本人としては初めてラスカー賞が与えられたが、1989 年のノーベル生理学医学賞は、1976 年に同様の癌遺伝子を報告していたビショップ、バーマスに与えられた。照子夫人は共同研究者。昭和 57 年ラスカー賞（日本人として初受賞）、59 年朝日賞（RNA 型腫瘍ウイルスの研究と細胞がん化機構の解析）、平成 3 年文化功労者（がんウイルス学）、7 年文化勲章（ウイルス学、腫瘍学）、12 年学士院会員。［医博］阪大：免疫力を失った動物ウイルスの種々の生物学的活性（昭和 35）［共著］生命に挑む 利根川進、花房秀三郎の世界（昭和 63）

審良 静男（あきら・しずお）

昭和 28（1943）～、大阪

【免疫学】昭和52（1977）年阪大医学部卒。53年市立堺病院内科、58年阪大大学院修了（病理学）、54年日本学術振興会奨励研究員、55年カリフォルニア大バークレー校博士研究員、57年阪大細胞工学センター助手（免疫研究部門）、59年阪大医博、平成7（1995）年助教授、8年兵庫医大教授（生化学）、11年阪大微研助教授、19年阪大免疫学フロンティアセンター教授・拠点長。受賞・栄誉：平成13年野口英世記念医学賞、16年ロベルト・コッホ賞、18年朝日賞、19年恩賜賞・日本学士院賞（自然免疫による病原体認識とシグナル伝達）、文化功労者。

山中　伸弥（やまなか・しんや）

昭和37（1962）〜、大阪

【再生医学】昭和62（1987）年神戸大医学部卒。62年大阪市大整形外科入局、国立大阪病院臨床研修医、平成元（1989）年大阪市大大学院入学（薬理学）、5年修了・大阪市大医博、カリフォルニア大サンフランシスコ校グラッドストーン研究所博士研究員、8年日本学術振興会特別研究員、大阪市大助手（薬理学）、11年奈良先端科学技術大学院遺伝子教育センター助教授（動物分子工学部門）、15年教授、16年京大再生医科学研究所教授（再生誘導研究部門）、20年京大物質‐細胞統合システム拠点iPS細胞研究センター賞、22年京大iPS細胞研究所長。受賞・栄誉：平成20年ロベルト・コッホ賞、21年ガードナー国際賞、アルバート・ラスカー基礎医学賞（ガードンと共同受賞）、22年恩賜賞・日本学士院賞、24年ノーベル生理学・医学賞。

大村　　智（おおむら・さとし）

昭和10（1935）〜、山梨

【化学】昭和33（1958）年山梨大学芸学部卒、東京都立墨田工業高校教諭、35年東京教育大研究生、38年大学院修士課程修了、山梨大助手（工学部）、40年北里研究所入所、43年北里大薬学部助教授、45年東京理科大理博（ロイコマイシン、スピラマイシン及びセルレリンの絶対構造）、46年ウェズリアン大客員教授、48年北里研究所抗生物質研究室室長、50年北里大学薬学部教授、平成2（1990）年北里研究所長、20年北里研究所名誉理事長、25年北

里大学特別栄誉教授、27 年女子美術大学名誉理事長。受賞・栄誉：昭和 61
年日本薬学会賞、平成 2 年日本学士院賞、24 年文化功労者、26 年ガード
ナー国際保健賞、27 年朝日賞、文化勲章、ノーベル生理学・医学賞。

大隅　良典（おおすみ・よしのり）

昭和 20（1945）〜、福岡

【生物学】昭和 42（1967）年東大教養学部基礎科学科卒。東大大学院理学研
究科相関理化学専門課程入学（今堀和友教授）、47 年博士課程修了、東大農
学部農芸化学科研究生、49 年東大理博（コリシン E3 の作用機序に関する研
究）、米・ロックフェラー大博士研究員、エデルマン教授（昭和 47/1972 年
ノーベル生理学・医学賞）研究室、52 年東大助手（理学部植物学教室生体制御
研究室）、61 年講師、63 年東大助教授（教養学部大学院理学系研究科相関理化
学専攻生物学研究室）、平成 8（1996）年岡崎国立共同研究機構基礎生物学研
究所教授（分子細胞生物学部門）、16 年大学共同利用機関法人自然科学研究基
礎生物学研究所教授、21 年東京工大統合研究院フロンンティア研究機構特
任教授、26 年東京工大栄誉教授、28 年東京工大科学技術創成研究院細胞制
御工学研究ユニット特任教授。受賞・栄誉：平成 18 年日本学士院賞、20 年
朝日賞、24 年京都賞基礎科学部門、27 年ガードナー国際賞、文化功労者、
28 年文化勲章、ノーベル生理学・医学賞。

ノーベル生理学・医学賞はあっても、**ノーベル医学生理学賞**はないはずである
　「オートファジーの機序に関する発見」に対して 2016 年ノーベル生理学・
医学賞が大隅良典博士に授与された。低迷・混迷期のわが国にとって明るい
ニュースで、戦後混乱期の 1949 年、湯川秀樹博士の物理学賞受賞が思い出
されて嬉しいことであった。
　大隅博士は、単独受賞である。利根川進博士の受賞（1987 年）も単独受賞
であったが、業績は海外で行われたもので、大隅博士の業績はメイド・イ
ン・ジャパンである。大隅博士の業績は、国内では既に、学士院賞、朝日賞、
京都賞と高い評価を得ている。「オートファジーに関する研究論文」は、大
隅博士らの 1,851 を含めて、2 万 6010。ノーベル賞は遅すぎたとの指摘も

ある。しかし、蛋白質分解のメカニズムについては、チカノーバー、ハーシュコ、ローズの三博士が、2004 年「ユビキチン‐プロテアソーム系の発見」に対してノーベル化学賞を授与されているだけに、同一領域での受賞が 12 年目になったことは、時宜を得たことである。

　それにつけても毎年、ノーベル賞の時期になって不思議なことは、カロリンスカ研究所が「今年のノーベル『生理学（または）医学賞』は、……に」と発表しているのに、NHK、朝日新聞、産経新聞、共同通信をはじめ、わが国の大抵のマスコミは「医学生理学賞」と報道することである。日経と読売だけが生理学・医学賞である。ノーベルの遺言書（1985 年 11 月 27 日）には『生理学または医学』と明記されている。

　生理学は基礎的研究、医学は臨床的研究である。大隅博士の研究は生理学であり、臨床に役立つとしても 100 年先のこと、と博士御自身が明言されている。しかし、早くも「オートファジー関連株」の文言が登場していることは「iPS 株」と同じことである。

　「生理学・医学賞を医学生理学賞と換言」して、ビジネス（利権）化を煽り立てる人達と NHK をはじめとするマスコミの確信的誤訳とは無関係のことではあるまい。

（日本医事新報　平成 29 年 1 月 7 日号）

日本医療団の成立と解散―その今日的意義―

　戦時下医療政策の中核機関として発足した特別法人日本医療団は、5 年余りの期間（昭和 17 年 6 月設立、戦後、占領軍の命により解散）であったが、民間の病院、療養所の買収を行い、医療の公営化（国営化）体制の導入を試みたことは、日本の医療制度のなかで特筆されるべきことである。昭和 22 年には、一般病院 180、診療所 228、結核療養施設 154 を有する大きな組織となっていた。戦後、日本の社会主義化を危惧した米占領軍の意向を受けて 22 年 1 月、解散が決議された。しかし、23 年の医療制度審議会の答申「いわゆる開業医制度は、その長所を助長し、欠点を補正して公的医療機関の及ばない場合、およびこれを必要としない対象とする医療機関として存置する」は、間接的ながら、日本医療団の存在に肯定的見解を示している。

　戦後、進歩的文化人は、日本医療団を「医療の官僚支配」と非難した。この風潮と医師会が合流し、国民皆保険でありながら、実際の医療は私的医療機関が中心との流れを作り出し、今日の医療崩壊を招いたことは明白な事実である。社会保障下の医療は、政府が責任と主導権を持つことであり「医療の官僚支配」は当然である。現在、与党にも、野党にも、医療の公営化の発想はまったくない。目指すものは「医療の利権化」だけではないかとも思える現状である。

　日本医療団の解散（昭和 22 年 10 月）は、国民皆保険の実現（36 年 4 月）の 13 年 6 カ月前のことである。日本医療団の活動が戦後も続けられ、医療団経営の医療機関が充実しておれば、国民皆保険の実現時には、英国、スウェーデンと同等の医療公営体制が実現しており、今日の「医療崩壊」という事態は生まれなかったであろう。残念な史実である。

（滋賀文化短期大学研究紀要 18 号、平成 21）

第 3 節　医療崩壊への道

　昭和 36（1961）年 4 月、国民皆年金制度とともに国民皆保険が実現した。明治 23（1890）年の義務教育令とともに、近代日本の進歩・進展の成果として受けとめられることだった。

　しかし、医師をはじめとする医療関係者の公的養成、医療機関の公営化を行うことなくの実施であったこと、加えて、「フリー・アクセス、出来高払」の医療制度を採用したことは、医療の営利化、医療費の肥大化を招き、結果として医療崩壊をもたらすことが当然予測されている。

わが国における医療行政・薬事行政の在り方について
―オプジーボ・キイトルーダ問題を中心に―

　オプジーボ®（ニボルマブ）、キイトルーダ®（ペムブロリズマブ）に代表される高額（年間薬剤費 1,400 万円）な「免疫チェックポイント阻害薬」は、本来、わが国では、公的医療（健康保険）の対象薬剤ではない。理由の第 1 は、わが国のような貧しい国が、このように高額な薬を米国から輸入して使

える経済力はないということである。第2は、このような薬剤は「がん治療薬」と称されているが、治療薬というにはほど遠く、「延命薬」と呼ぶのも、効果は確たるものではないことである。

(1)　わが国の経済・国民生活の現状

　わが国の国民生活が、世界の先進国のなかで、いかに貧しい状況におかれているかは、国際連合の世界幸福度ランキング（2017年）で第51位とされていることにも示されている。米国は14位である。

　どうしてこのようにわが国の国民の幸福度は低いのか、まず、収入（GDP/人）が低いことが挙げられる。米国の57.9%、世界ランキングでは26位である。そして、借金（政府財務残高/GDP）は、世界最高（最悪）で、米国の2.34倍である。国民が生活の前途に不安を抱く（低い幸福度）のは当然である。

　現実に高齢者への年金はきわめて低額で、総合指数でみると、米国の76.7%の低さとなっており、世界ランキング26位である。年金受給者の平均年金月額（1人当たり、平成29年）は、国民年金5万4,000円、厚生年金は14万8,000円と生活保障にはほど遠い金額である。年金受給者の42.4%の受給金額は生活保護費より低額である。

　オプジーボ®、キイトルーダ®の薬剤費、年間約1,400万円（月額約120万円）は国民年金受給者の平均支給額の22倍、厚生年金受給者の平均8倍の金額である。オプジーボ®、キイトルーダ®の投与対象に、多くの高齢者（年金受給者）が含まれることを考えると、政府は「パンはなくとも薬があれば、人は生きられる」と考えているのかと問い詰めたくなる。

　また、オプジーボ®の場合、薬価は平成29（2017）年2月に半額に下げられたが、政府の非小細胞がんへの適応承認当時（平成27年12月）の薬価は米国の2.45倍で、現在の薬価でも米国の1.25倍である。貧しいわが国が豊かな米国から、高額な薬をより高い価格で輸入せねばならない理由はない。

　現在、わが国では急増する介護費の抑制が政策として取り上げられている。施設介護者数は介護対象者全体の18%（厚生労働省、平成28年）とOECD諸国のなかで最低の状況にもかかわらず、さらに、在宅介護を推進する政策

●国民医療費の増大

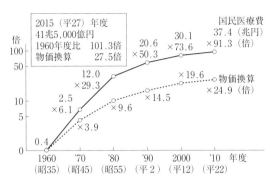

国民医療費の年次推移

〔出典〕　厚生労働省「国民医療費」、総務省「消費者物価指数年報」

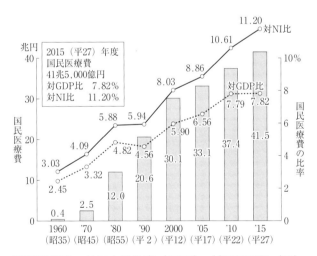

国民医療費、対国内総生産（GDP）、対国民所得（NI）比率の年次推移

〔出典〕　国立社会保障・人口問題研究所「社会保障統計年報」

●過剰医療

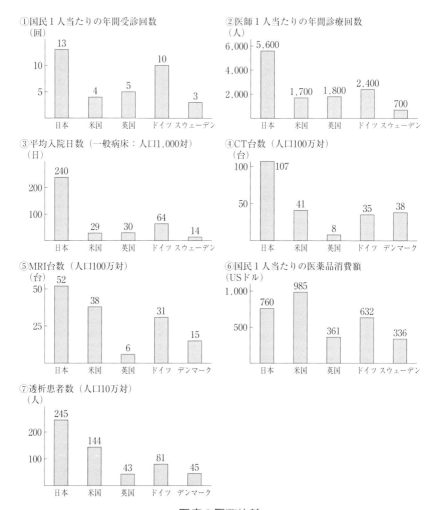

①国民１人当たりの年間受診回数
（回）

②医師１人当たりの年間診療回数
（人）

③平均入院日数（一般病床：人口1,000対）
（日）

④CT台数（人口100万対）
（台）

⑤MRI台数（人口100万対）
（台）

⑥国民１人当たりの医薬品消費額
（USドル）

⑦透析患者数（人口10万対）
（人）

医療の国際比較

〔出典〕　OECD Health at a Glance を基に作成。①〜⑥ 2014 年、⑦ 2013 年

●米国による日本の医薬品・医療機器市場の支配

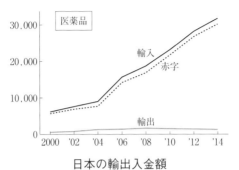

日本の輸出入金額
（出所）　厚生労働省：薬事工業生産動態調査年報

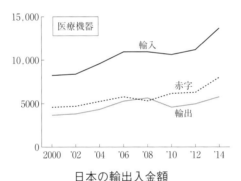

日本の輸出入金額
〔出典〕　厚生労働省：薬事工業生産動態調査年報

が選択されている。施設介護費は月額約 30 万円で、オプジーボ®、キイト
ルーダ® の薬剤費の 1/4 である。さらに、これらの薬剤の奏効率は 20％程
度であることを考えると、1 人のオプジーボ®／キイトルーダ® の薬剤費は
20 人分の施設介護費に相当する。「介護難民をなくそう」というのと同じ政
府の考えることか、ということになる。

(2)　オプジーボ®、キイトルーダ® の有効性・有用性
　厚生労働省がオプジーボ® の肺がんへの保険適用を承認した説明として
「本剤（オプジーボ®）は、ドセタキセルを比較対象とし、化学療法歴を有す

平成 27（2015）年　医薬品産業強化総合戦略
平成 14（2002）年　医薬品産業ビジョン構想

輸出		輸入	
①米国	515	①米国	6,915
②中国	250	②アイルランド	6,663
③韓国	181	③ドイツ	6,219
④台湾	153	④スイス	6,133
⑤香港	78	⑤フランス	2,147
計	1,535 億円		4 兆 220 億円
		赤字	3 兆 8,685 億円

平成 27（2015）年

輸出		輸入	
①米国	1,193	①米国	6,247
②中国	813	②アイルランド	1,605
③ドイツ	643	③中国	1,148
④オランダ	357	④ドイツ	1,027
⑤韓国	323	⑤スイス	518
計	6,256 億円		1 兆 4,249 億円
		赤字	7,993 億円

平成 14（2002）年

●医療用医薬品国内売上高ランキング ［平成 28（2016）年］

順位	製品名	薬効・領域	社名	16 年度売上高	
				（億円）	前年比
1	ハーボニー	C 型肝炎	ギリアド	1,647	▲ 38.8
2	オプジーボ	がん	ブリストル（小野）	1,039	391.3
3	ミカルディス（含配合剤）	高血圧症	ベーリンガー	932	▲ 4.1
4	アバスチン	がん	ロシュ	921	▲ 1.8
5	リリカ	疼痛	ファイザー	862	▲ 1.8
6	ネキシウム	消化性潰瘍	アストフ	840	1.9
7	ソバルディ	C 型肝炎	ギリアド	713	▲ 52.7
8	ジャヌビア	糖尿病	MSD	709	▲ 8.1
9	オルメテック	高血圧症	第一三共	694	▲ 6.0
10	イグザレルト	抗凝固薬	バイエル	673	23.8

＊オルメテックを除けば、日本で開発された薬剤はない。

る進行・再発の扁平上皮がん患者および非扁平上皮がん患者を対象とした海外第Ⅲ相試験において、主要評価項目である全生存期間を有意に延長した（医政局経済課）」との記述が行われている。

　既治療の非小細胞肺がんに対する免疫チェックポイント阻害薬の効果をみると更に、未治療に対するオプジーボと他の化学療法剤との比較試験では、オプジーボの有意性は認められていない。「治療薬」にはほど遠く、「延命薬」と呼ぶのも効果は確たるものではない（New Engl J Med 2415, 2017）。オプジーボ®の場合、全生存期間は 2.8〜3.2 カ月延長の成績が示されている。一方、もう一つの重要な主要評価項目である無増悪生存期間の延長となると扁平上皮がんでは、わずかに 0.7 カ月にすぎず、非扁平上皮がんの場合、逆に−1.9 カ月と短縮している。有効の判断に疑問がある（New Engl J Med 373：1253, 1627, 2015）。

　キイトルーダ®の場合、わかり難い事情がある。根拠たる文献では、投与量は 2 mg/kg と 10 mg/kg の 2 通りであるが、添付文書の記載量は 1 回 200 mg、体重 60 kg とすれば、3.3 mg/kg となる。したがって、全症例の全生存期間は 1.9 カ月〜4.2 カ月の中間、tumor proposion score（TPS: PD-L1）50％以上の患者では 6.7〜9.1 カ月の中間と想定される。しかし、無増悪生存期間の延長は全症例ではまず認められず、TPS 50％以上の症例でもごくわずかの期間である（Lancet 387：1540, 2016）。

　また、オプジーボ®、キイトルーダ®ともに有効の根拠は「ドセタキセル」と比較して延命ということである。プラセボと比較した成績ではない。オプジーボ®、キイトルーダ®のほうが毒性（副作用）がドセタキセルより弱かったがために、オプジーボ®、キイトルーダ®に延命効果がみられたのかも知れない。特に、既治療例では体力の減弱をきたしていたことは、当然、評価において考慮に含めるべきであるが、含まれていない。

(3)　オプジーボ®の適応承認をめぐる問題点

●超高価肺がん薬オプジーボ®登場の経緯

　普通、「商品」とは、どれくらいの価格であれば売れるかを念頭に開発を進めるのが常識である。しかし、わが国の健康保険の薬にはこの常識は通用

しない。オプジーボ®のような新規医薬品の場合「原価計算方式」といって「製造（輸入）原価、販売費・一般管理費、営業利益、流通経費、消費税等の合算」となり、製薬企業にきわめて有利な方式である。

　新規医薬品の承認・薬価算定において、製薬企業は「予測本剤投与患者数と予測販売金額」を厚生労働省の中央医療審議会（中医協）に提出することになっている。オプジーボ®は平成 29 年 9 月に「悪性黒色腫」に対しての保険適用が承認されたが、この際、小野薬品工業は「患者数 470 人、販売金額 31 億円」の書類を提出している。悪性黒色腫は予後不良で患者数のきわめて少ない疾患であるだけに、薬剤費 1 カ月約 190 万円の数字も大きな問題にならなかったと思われる。平成 27 年 12 月、「肺がんへの追加承認」が認められた。しかし、肺がんは悪性黒色腫のような希少疾患ではない。患者数は悪性黒色腫の 35 倍、肺がんへの投薬量は悪性黒色腫の 1.5 倍、合算して 50 倍以上の金額の増加が予想されたのに、中医協は「予測本剤投与患者数と予測販売金額」の提出を小野薬品工業に求めなかった。ブリストル・マイヤーズ スクイブ（BMS）／ 小野薬品工業が巨利を博することは確かなことで、小野薬品工業の株価は 2 倍に急騰した。

●オプジーボ®は輸入品である

　オプジーボ®は、あたかも国産品であるかのように宣伝され、わが国の創薬振興のためにも高薬価は同然である／やむをえないとの理由づけが官民挙げて行われた。事実、オプジーボ®の添付文書には「製造販売小野薬品工業株式会社、プロモーション提携 ブリストル・マイヤーズ スクイブ株式会社」と記載されている。オプジーボ®（ヒト型抗ヒト PD-1 モノクロナール抗体：ニボルマブ）の開発経緯を記載しておきたい。

　PD 1 は京都大学木庶佑教授研究室の石田靖雅博士によって平成 3 年 9 月発見されたリンパ球表面に存在する受容体である。平成 14 年、PD-1 の機能抑制を通じての抗腫瘍効果が認められ、抗 PD-1 抗体の臨床応用を目指した研究は、本庶研に所属していた柴山史朗博士らによって進められてきた。平成 17 年 5 月、PD-1 に関する知的財産を有する小野薬品工業はヒト型抗体開発システムを有する米国メダレックス社と共同研究契約を締結し、抗

PD-1 抗体の商品化を目指すことになった。両社は第Ⅱ相臨床試験終了まで
の開発費用を分担すること、ヒトにおける有効性の立証（POC）確立後は、
メダレックス社は北米地域で、小野薬品工業は北米地域以外の対象に開発を
進めることで合意していた。研究は進み、小野薬品工業／メダレックス社は
新薬治験申請を米国食品医薬品局（FDA）に申請、2006 年 8 月、FDA は承
認した。しかし、2009 年 7 月、米国の BMS はメダレックス社を 2,250 億円
で買収、BMS はメダレックス社の保有していた抗 PD-1 抗体の北米での開
発・商業化の権利を獲得した。平成 23 年 9 月、小野薬品工業は日本・韓
国・台湾を除く全世界の独占開発・商業化の権利を供与する戦略的提携契約
を BMS と締結した。平成 26 年 7 月、オプジーボ® は、わが国で悪性黒色腫
に対する販売承認を、次いで平成 27 年 12 月非小細胞肺がんに対する追加承
認を得たとの経過をたどっている。この過程は、「対照薬としてのドセタキ
セル」の問題とともに、わが国内には、ほとんど知らされていないことであ
る。

　しかし、「抗 PD-1 抗体薬」に関する BMS と米国メルク社の特許訴訟に
おける、2017 年 1 月の和解条件をみると、メルク社は頭金とキイトルーダ®
の売り上げに応じたロイヤリティ（2017 年から 23 年までは全世界の売上高の
6.5％、2024 年から 26 年までは 2.5％）を支払うとされており、配分は BMS75
％、小野薬品工業 25％と報道されている。また、オプジーボ® の売り上げ
に関しては、小野薬品工業には BMS の北米売り上げの 4 ％（欧州とその他
アジアでは 15％）が、BMS には、日本・韓国・台湾の売り上げの 4 ％が小
野薬品工業から互いに入る契約となっている。これらの事実から、オプジー
ボ® は国産品、少なくとも純国産品でないことは明らかである。

● オプジーボ® の治験に日本人は含まれていない

　中医協が、オプジーボ® の肺がん適応を認めた論文は、BMS が海外の患
者を対象とした臨床治験で、日本人は含まれていない。どのような病気にも、
少なからず人種差がある。日本の患者にも、海外の患者と同じように有効と
いって良いかどうかは疑問である。この点も、前述のドセタキセルの問題と
同じように、わが国の肺がん専門医から疑問が出ないのは不可解なことであ

る。患者の要望書を集めて、適用承認を厚生労働省に諮る前に考えるべき問題でなかっただろうか。

　現在開発中の免疫チェックポイント阻害薬は、すべて外国の製薬会社の製品であり、日本上陸（公的医療への採用）を目指している。したがって、本当に有効・有用・必要かを確かめることが必要である。わが国のがんの専門家には、外国の製薬会社に使嗾されない節操が要求されていることである。

　オプジーボ®の非小細胞肺がんへの適応は、日本以外、韓国、台湾、米国、欧州で承認されているが、日本以外では原則、公的保険の対象となっていない。

　キイトルーダ®の非小細胞肺がんへの適応は、米国、EU、韓国などにおいて承認されているが、公的保険の対象となっているとの確たる情報は得られていない。

資　料

泉孝英：肺癌治療薬と医療保険、成人病と生活習慣病　46(4)：439，平成 28

泉孝英：高額がん治療薬と医療経済、カレントテラピー　35(8)：755，平成 29

文　献

厚生省医務局：医制百年史（記述編、資料編）．ぎょうせい．昭和 51

杉山章子：占領期の医療改革．勁草書房、平成 7

森川潤：明治期のドイツ留学生―ドイツ大学日本人学籍登録者の研究．雄松堂出版、平成 20

古良枝郎：明治期におけるドイツ医学の受容と普及―東京大学医学部外史．築地書館、平成 22

辻直人：近代日本海外留学の目的変容―文部省留学生の派遣実態について．東信堂、平成 22

青柳精一：近代医療のあけぼの―幕末・明治の医事　制度―．思文閣出版、平成 3

笠原英彦、小泉和貴：明治期医療・衛生行政の研究．ミネルヴァ書房、平成 23

小高健：日本近代医学史．考古堂書店、平成 23

泉孝英：日本近現代医学人名事典 1868 - 2011．医学書院、平成 24

泉孝英：ノーベル賞の業績はどのように医学の進歩・発展に貢献したか．最新医学連載 50 回、平成 24 年 10 月〜平成 29 年 12 月

東京医事新誌（週刊）．東京医事新誌局、東京

医事新聞（月刊）．医事新聞社、東京

中外医事新報（月刊）．中外医事新報社、東京

国家医学（月刊）．国家医学社、東京

医海時報（週刊：国家医学改題）．医海時報社、東京

医事公論（週刊）．医事公論社、東京

医界之進歩（月刊）．医界之進歩社、大阪

日本医事週報（週刊）．日本医事週報社、東京

日本医事新報（週刊）．日本医事新報社、東京

医界及人間（月刊）．医界及人間社、名古屋

医界思潮（月刊）．医界思潮社、東京

医界展望（週刊）．医界展望社、東京

医界週報（週刊：中外医事新報、医海時報、医界展望合併）．医界週報社、東京

第Ⅱ部

各　論

ドイツ医学留学史

第4章

明治期ドイツ医学留学生の留学目的

はじめに

　明治3（1870）年2月、明治新政府は、漢方医学から西洋医学への転換にあたり、ドイツ医学を範とすることを決定した。わが国におけるドイツ医学の始まりである[1]。

　ドイツ医学をわが国に普及させる方法として用いられた第1の方策は、ドイツ人医師を大学東校以下、現在の東京大学医学部（以下：東大）で雇うことである（本書第3章第3節参照）[2]。

　第2の方策は、東大卒業生を各地の医学校に赴任させてドイツ式医学の教育を行わせたことであった。

　政府は、明治12年2月、医師試験規則を制定、「官立または欧米の大学にて医学卒業証書を得たもの」は、無試験で免許が得られるとした。しかし、当時の官立大学は東大のみであった。15年2月、「三名の医学士（注：東大卒業生）をもって教諭に充つること」などの条件を充たした医学校の卒業生は無試験で免許を得られることが布達され、5月医学校規則を定め、上述の条件を充たした医学校は甲種医学校、その他は乙種医学校とされた。16年10月の医術開業試験規則、医師免許規則によって甲種医学校卒業生は無試験で免許が得られ、乙種医学校卒業生、その他は医術開業試験（前期、後期）に及第しなければならなくなった。15年5月から17年8月にかけて、長崎、大阪、千葉、京都、愛知、宮城、和歌山、三重、新潟、岡山、石川、福島、岩手の13カ所の医学校に甲種医学校の認可が与えられた。これらの医学校に東大卒業生が赴任してドイツ式の医学教育が行われた[2][3][4][5]。

　第3の方策は、医師をドイツに留学させて、直接、ドイツ医学を学ばせ、

ドイツ式医学のわが国への普及を図ることであった[6]（表4‑1）。

　第4章においては、ドイツ医学普及のための第3の方策についてを中心に記載する。なお、第4章の標題は「明治期ドイツ医学留学生」としたが、「ドイツ医学の時代」という意味で、明治期は、明治元年から、第一次世界大戦勃発の大正3（1914）年までの47年間とする。

　また、ドイツ留学生には、少数ではあるが、オーストリア、スイスへの留学生をも含めた。当時、ドイツ医学には、広く、オーストリア、スイスの医学を含めているとの理解があったからである。

表4‑1　ドイツ医学留学生の概況

日本　　583名　　資料：幕末・明治 海外渡航者総覧、柏書房、平成4
ドイツ　909名　　資料：Lexikon Japans Studierende-Listenansicht（ベルリン州立図書館東洋部）

［留学年、留学形態別］

	公費[*1]	私費[*2]	計		公費[*1]	私費[*2]	計
明治 3	4	2	6	明治30	9	13	22
5	1	1	2	31	5	16	21
12	4	0	4	32	17	15	32
13	2	2	4	33	9	30	39
15	3	2	5	34	11	29	40
16	2	3	5	35	16	11	27
17	3	6	9	36	17	18	35
18	3	4	7	37	5	17	22
19	1	4	5	38	4	18	22
20	1	8	9	39	15	49	64
21	2	15	17	40	17	77	94
22	2	11	13	41	11	50	61
23	3	7	10	42	18	50	68
24	1	7	8	43	19	61	80
25	2	7	9	44	18	55	73
26	2	3	5	45	26	59	85
27	2	2	4	大正 2	25	70	95
28	1	6	7	3	10	34	44
29	7	9	16	合計	298	771	1069

＊1　公費：政府各省（文部省、内務省、司法省、宮内省）、台湾総督府、朝鮮総督府、関東都督府、府県、市を含む。
＊2　私費：満鉄、日赤その他の病院を含む。

留学の形態—留学費用の負担状況からみた区分—

　明治期、多くの留学生がドイツ（ドイツ・オーストリア・スイス）に向かった。日本側資料⁽⁷⁾では583名、ドイツ側資料⁽⁸⁾では909名が記載されているが、筆者が、現在までに渡航を確認することができたのは1,069名である。[9][10][11][12][13]

　留学生は留学に伴う費用（渡航費、学費、滞在費）の負担状況から、公費留学生と私費留学生に大別される（表4-2）。

表4-2　ドイツ医学留学生の派遣元

［公費］					
国費		地方自治体		外地機関	
大学東校	4	京都府　7	千葉県　4	台湾総督府	16
文部省	148	大阪府　17	大分県　3	関東都督府	1
陸軍省	34	愛知県　10	神戸市　1	朝鮮総督府	4
司法省	1	福岡県　1	鹿児島県　2		
宮内省	10	岡山県　1	大阪市　1		
内務省	6	新潟県　1	徳島県　1		
海軍省	11	熊本県　8	兵庫県　2		
		佐賀県　2	札幌市　1		

［私費］満鉄 3、病院（赤十字、緒方、順天堂、香雲堂など）10、個人負担 758

公費留学生

　公費留学生は、国費派遣（各省負担：文部省、陸軍省、海軍省、内務省、司法省、宮内省）、外地機関（官庁）派遣（台湾総督府、関東都督府、朝鮮総督府）、地方自治体は県（府県、市）が含まれる。

　文部省留学生⁽¹⁴⁾が148名と圧倒的に多い。明治3（1870）年12月に「海外留学規則」が制定され、この年、第1回国費留学生（医学以外を含む）としてドイツ留学中の6名が選ばれた他、大学東校から9名が派遣されたのが最初である。8年5月には「文部省貸費留学生規則」が制定され、第1回文部省留学生として、梅錦之丞（眼科学）、清水郁太郎（産婦人科学）、新藤次郎（病理学）の3名が、12年11月に派遣されたが、目的は外国人教師に代わる東大の日本人教授の育成であった。⁽¹⁵⁾目的達成後も、若い優秀な帝大卒業生を

留学させ、京都帝国大学医科大学（32 年 7 月）、京都帝国大学福岡医科大学[16]
（36 年 4 月）開設に備えての教授陣整備のための留学が続いた。[17]

表4-3　ドイツ留学による帝国大学教授の育成

(1)　東京大学・帝国大学医科大学・東京帝国大学医科大学　講座別初代教授

		卒業年	卒業校	渡航年月	留学先	帰国年月	教授就任（年齢）
解剖学	田口和美	—		20. 5	独・ベルリン大	22.11	10. 4(37)
生理学	大沢謙二	—		3.12	独・ベルリン大	7.	10. 4(25)
病理学	三宅 秀	—		—	—	—	10. 4(28)
第1外科	宇野 朗	9	東京医学校	22.10	独・ベルリン大	25. 6	17. 4(34)
産婦人科学	清水郁太郎	11	東大	12.11	独・ベルリン大 墺・ウィーン大	16. 1	17. 6(26)
眼科学	梅錦之丞	11	東大	12.11	独・ベルリン大	16. 1	17.10(27)
薬理学	高橋順太郎	14	東大	15. 2	独・ベルリン大 独・シュトラスブルク大	18.10	19. 3(29)
衛生学	緒方正規	13	東大	13.11	独・ライプチヒ大 独・ミュンヘン大 独・ベルリン衛生院	17.12	19. 3(32)
精神医学	榊 俶	13	東大	15. 2	独・ベルリン大	19.10	19.11(29)
第2外科	佐藤三吉	15	東大	16. 3	独・ベルリン大	20.10	20.11(30)
法医学	片山国嘉	12	東大	17. 8	独・ベルリン大 墺・ウィーン大	21.10	21.11(33)
小児科学	弘田 長	13	東大	17. 8	独・シュトラスブルク大	21. 4	22.12(30)
医化学	隈川宗雄	16	東大	17. 8	独・ベルリン大	23.	24. 4(32)
皮膚科学	村田謙太郎	17	東大	21. 7	独・ベルリン大 墺・ウィーン大	23. 3	24. 4(28)
第1内科	佐々木政吉	12	大学東校	12	独・シュトラスブルク大	18.12	26. 9(39)
第2内科	入沢達吉	22	帝大	23. 3	独・シュトラスブルク大 独・ベルリン大	27. 2	26. 9(28)
第3内科	青山胤通	15	東大	16. 3	独・ベルリン大	20 8	26 9(34)
耳鼻咽喉科学	岡田和一郎	22	帝大	29. 3	独・ベルリン大	32.12	35. 3(37)
整形外科学	田代義徳	21	帝大	33. 8	独・ベルリン大	37. 3	39. 5(40)

＊年は明治。

＊講座制は明治 26 年 9 月、帝国大学令改正に伴い設置されたものであり、教授就任年月は初代教授就任と一致していない場合もある。

(2)　京都帝国大学医科大学・京都帝国大学京都医科大学　講座別初代教授　(1)

		卒業年	卒業校	渡航年月	留学先	帰国年月	教授就任（年齢）
衛生学	坪井次郎	18	東大	23. 9	独・ミュンヘン大	27.12	32. 7(37)
外科学	猪子止戈之助	15	東大	25. 3	墺・ウィーン大 独・ベルリン大	27. 2	32. 7(38)
内科学第1	笠原光興	21	帝大	27. 2	独・ベルリン大	29. 4	32. 8(37)
医化学	荒木寅三郎	—		22. 4	独・シュトラスブルク大	28.12	32. 9(33)
解剖学	鈴木文太郎	21	帝大	29. 8	独・ベルリン大 独・シュトラスブルク大	32. 7	32.10(35)
生理学	天谷千松	18	東大	29. 8	独・ヴュルツブルク大 独・ライプチヒ大	32. 2	32.11(39)
外科学第2	伊藤隼三	22	帝大	29.11	独・ベルリン大	32.11	33. 7(36)
薬物学	森島庫太	26	帝大	29. 8	独・シュトラスブルク大	33.10	33.11(32)
病理学	藤浪　鑑	28	帝大	29.11	独・ベルリン大 独・シュトラスブルク大 独・フライブルク大	33.11	33.12(30)
婦人科学産科学	吾妻勝剛	26	帝大	31. 2	独・シュトラスブルク大 独・ブレスラウ大 独・ベルリン大	34. 6	34. 6(33)
内科学第2	中西亀太郎	24	帝大	30.10	独・フライブルク大 独・ミュンヘン大	34. 8	34. 9(33)
眼科学	浅山郁次郎	17	帝大	31.11	独・ハイデルベルク大 墺・ウィーン大	35. 1	35. 2(40)
法医学精神病学	岡本梁松	22	帝大	32. 6	独・ベルリン大	35.11	35.12(40)
皮膚病学黴毒学	松浦有志太郎	25	帝大	32. 8	独・ブレスラウ大 独・シュトラスブルク大 独・ベルリン大	35.12	35.12(37)
小児科学	平井毓太郎	22	帝大	32. 6	独・ベルリン大 独・ブレスラウ大	35.11	35.12(37)
精神病学	今村新吉	30	帝大	32. 8	独・フライブルク大	36.11	36.12(29)
解剖学第2	足立文太郎	27	帝大	32. 8	独・シュトラスブルク大	37. 5	37. 5(38)
耳鼻咽喉科学	和辻春次	22	帝大	32. 9	独・ベルリン大 墺・ウィーン大	37. 7	38. 4(42)
解剖学第3	加門桂太郎	23	帝大	36. 2	独・ヴュルツブルク大	39. 6	39. 8(42)
整形外科学	松岡道治	30	帝大	35. 8	独・ゲッチンゲン大 独・ヴュルツブルク大 独・ブレスラウ大	39. 5	40. 5(35)

(2)

		卒業年	卒業校	渡航年月	留学先	帰国年月	教授就任（年齢）
病理病理解剖学第2	速水　猛	33	帝大	37. 3	独・フライブルク大 独・ミュンヘン大	40. 5	40. 6(33)
内科学第3	賀屋隆吉	30	帝大	39.10	独・ベルリン大	42.11	42.11(38)

＊年は明治。

(3)　京都帝国大学福岡医科大学・九州帝国大学医科大学　講座別初代教授　　　　　(1)

		卒業年	卒業校	渡航年月	留学先	帰国年月	教授就任（年齢）
外科学	大森治豊	12	東大	31. 3	欧米	31.11	36. 4(50)
医化学	後藤元之助	27	東京帝大	32. 6	独・マールブルク大 独・ハイデルベルク大 独・ヴュルツブルク大	36. 9	36. 9(36)
解剖学	小山龍徳	21	東京帝大	35. 2	独・ヴュルツブルク大 独・マールブルク大	37. 6	37. 6(43)
小児科学	伊東祐彦	24	東京帝大	34. 4	独・ベルリン大	37. 5	37. 6(38)
衛生学	宮入慶之助	24	東京帝大	31. 3 35. 5	独・ベルリン大 独・ブレスラウ大 独・グライフスワルト大 独・ミュンヘン大	32. 3 37. 6 37. 6	37. 9(39)
外科学第二	三宅　速	24	東京帝大	31. 3 36. 5	独・ハイデルベルク大 独・ブレスラウ大 独・ブレスラウ大	33. 6 37. 9	37. 9(37)
眼科学	大西克知	23	独・チュービンゲン大	18.12	独・チュービンゲン大	23. 6	38. 1(39)
婦人科学産科学	高山尚平	20	東京帝大	36. 5	独・ベルリン大 独・ブレスラウ大	37. 6	38. 4(42)
薬物学	林　春雄	30	東京帝大	35. 3	独・ゲッチンゲン大 独・シュトラスブルク大	38. 4	38. 6(30)
内科学	稲田龍吉	32	東京帝大	35. 8	独・ヴュルツブルク大 独・シュトラスブルグ大	38.11	38.11(31)
内科学第二	中　金一	33	東京帝大	35. 8	独・ベルリン大 独・エルランゲン大 独・キール大 独・ベルリン大	38.11	38.11(34)

		卒業年	卒業校	渡航年月	留学先	帰国年月	教授就任（年齢）
解剖学第二	桜井恒次郎	33	東京帝大	35. 8	独	39. 5	39. 5(33)
法医学	高山正雄	30	東京帝大	36. 6	独・ベルリン大 独・ロストック大	39. 8	39. 8(35)
生理学	石原　誠	34	東京帝大	35. 2	独・マールブルク大	39. 9	39. 9(27)
病理学	中山平次郎	33	東京帝大	36. 3	独・墺・洪	39. 8	39. 9(35)
皮膚病学黴毒学	旭　憲一	32	東京帝大	36. 6	独・プラーグ大	39. 9	39.10(32)
精神病学	榊保三郎	32	東京帝大	36. 6	独・ベルリン大	39.11	39.11(36)
耳鼻咽喉科学	久保猪之吉	33	東京帝大	36. 6	独・フライブルク大 瑞・バーゼル大 墺・ウィーン大 蘭・ユトレヒト大	40. 1	40. 1(32)
病理学第二	田原　淳	35	東京帝大	36. 1	独・ベルリン大 独・マールブルク大	39. 8	41. 7(35)
細菌学	小川政修	36	東京帝大	42.10	独・ミュンヘン大 仏・パスツール研	大2.4	大2.4(37)

＊年は明治。

　明治15年2月の「官費海外留学生規則」では、留学生は東大卒業生に限定されていたが、18年12月の「官費留学生規則改正」では、東京大学卒業生に加えて、直轄学校専門科・師範学校卒業生も対象に含まれるようになった。25年11月には、「文部省外国留学生規程」との改正が行われた。しかし、実際に東大以外の卒業生が、文部省外国留学生として発令されたのは、医学領域では、32年5月の桂田富士郎（20年金沢医学校卒。岡山医専教授）が初であった。

　日清戦争（明治27～28年）前までは、若い卒業生を派遣する習わしであったが、戦後は、高等学校、医学専門学校教授の年輩者が医学校教員の学識向上を目指して派遣されるようになった。この状況は、帝大教授候補者の留学時の年齢と高等学校・医学専門学校教授の留学時年齢分布に示されているこ

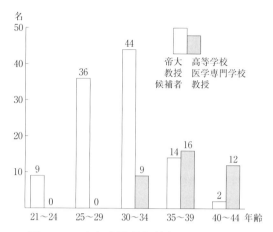

図4-1　文部省医学留学生の留学時年齢
〔出典〕辻直人：近代日本海外留学の目的変容、東信堂、
平成22より改変引用

とである（図4-1）[14]。

【政府各省からの留学生】所属医官の学識向上を目指して、少なくはない数の留学生をドイツに派遣した。

陸軍省から最初にドイツ駐在を発令されたのは、明治12年3月の阪井直常陸軍二等軍医正であり、次いで17年の森林太郎（東大卒）、19年の谷口謙（大学東校卒）であった。

内務省からの最初のドイツ留学生は、18年の北里柴三郎（東大卒、東大助手）、中浜東一郎（東大卒、内務省御用掛）であった。

海軍からの最初のドイツ留学生は、19年海軍軍医学校教官就任のため米欧に派遣された佐伯理一郎（医術開業試験及第生）であった。

司法省からは、江口襄（東大卒、東京始審裁判所詰）、山根正次（東大卒、長崎医学校教諭）の2人が20年に初めて派遣されている。

宮内省からの最初の派遣は、22年の岡玄郷（東大卒、侍医）であった。

文部省以外の各省からの留学生のためには、各省で「留学生規程」が制定され、大正9（1920）年9月に、文部省とともに「在外研究員」と改称したが、11年1月、「在外研究員規程」に統一された。

【外地機関】台湾総督府は明治39年の今裕（二高卒）以後15名、関東都督

府は41年岩野俊治（岡山医専卒）、また、朝鮮総督府は45年の室谷脩太郎（東京帝大卒）以後3名を渡独させているが、多くは所管医学校の教官である。
【地方自治体（府県・市）】医学校を運営する府県も教員の学識向上のため、教員をドイツに派遣した。

　京都医学校で、最初に派遣されたのは明治25年4月渡航の校長猪子止戈之助（帝大卒）であったが、計画的な留学ではない。

　37年4月に至って、職員海外留学規程（1年置きに1人ずつ2年間公費支給）が制定され、7月外科学教諭池田廉一郎（帝大卒、外科）が渡独した。33年頃からは、各地の医学校も教諭をドイツに留学派遣するようになった。

　岡山県は33年8月岡山医学校教諭・岡山県病院医長坂田快太郎（帝大卒、外科）を、愛知医学校は33年10月教諭加古桃次（帝大卒、眼科）を、新潟県は34年9月新潟市立病院長池原康造（帝大卒、帰国後新潟医専校長）を、熊本県は35年4月私立熊本医学校長・県立熊本病院長谷口長雄（帝大卒）を、大阪府は37年4月大阪高等医学校教諭高洲謙一郎（帝大卒、小児科）を渡独させている。

私費留学生

　公費以外の私費には、個人負担の意味での私費留学生は758名で、満鉄、赤十字の他に、有力病院の派遣13名が含まれている。

　わが国における医師免許規則は明治16（1883）年10月に制定され、17年1月に施行されたが、当時は、様々な医学修練履歴が、免許取得資格となっていた。大正3（1914）年当時の医師数は4万2404名であったが、正規の医学教育を受けての医師は41%だけであり、医術開業試験及第者は39%と大きな割合を占めていた。他に従来開業（子弟を含む）も19%と大きな割合であった。さらに、外国医学校卒、奉職履歴（医療と関係のある職種在職歴あり）、現地開業（医師不在の地域における地域限定の医療従事が認められる）が1%という状況であった（図4-2）[18]。

　そのような状況においては、さまざまな医師の称号（肩書）が医療の現場で重要視されていた。「学士」は、東京帝大、京都帝大、九州帝大卒業生に限定され、医専卒業生は「岡山学士」のように学士の上に出身校名を記載し

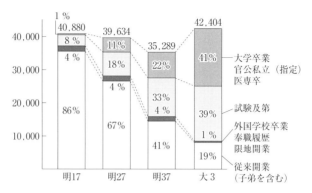

図4‐2　免許取得資格の種類別にみた医師数の推移
〔出典〕厚生省五十年史、昭和63

なければならなかった。医専以前の卒業生は「得業士」の称号であった。このような風潮のなかで、「ドクトル（Doktor der Medizin）」の称号は大きな存在感のあるものであった（図4‐3）。また、ドクトルの称号は比較的短期間（1〜2年）の留学で取得できたので、少なくはない数の医師がドクトル取得を目指して留学した。

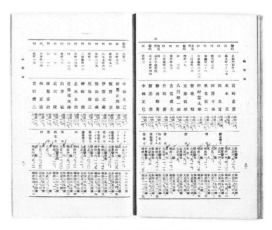

図4‐3　医師の称号

表 4 - 4　医学留学生の Doktor der Medizin（Dr. Med. 医学ドクトル）取得状況〕

医師免許取得別	公費	私費	計
大学	3*1/222(1%)	1*4/254(0.4%)	3/476(1%)
甲種医学校・高校 医学専門学校	2*2/45(4%)	144/209(69%)	146/254(69%)
医術開業試験	0/1(0%)	48/82(59%)	48/83(58%)
その他	1*3/14(7%)	20/81(25%)	21/95(22%)
計	6/282(2%)	213/626(34%)	219/908(24%)

＊1　荻原三圭（明治元年渡航、大学東校派遣）、佐藤　進（明治 2 年渡航、大学東校派遣）、
　　　大沢謙二（明治 3 年渡航、大学東校派遣）。
＊2　岡田鶴也（明治 40 年渡航、愛知県派遣）、築山揆一（明治 40 年渡航、台湾総督府派遣）。
＊3　松尾峰太郎（大正元年渡航、台湾総督府派遣）。
＊4　椎野鐸太郎（明治 44 年渡航、南満州鉄道派遣）。

　医学留学生のドクトル取得状況を表 4 - 4 「医学留学生の Doktor der Medizin（Dr. Med. 医学ドクトル）取得状況」に示した。

① 　ドクトル取得者は私費留学生（34%）が公費留学生（ 2 %）よりはるかに多い。

② 　大学卒は、公費、私費を問わず、取得者はきわめて少ない。

③ 　私費留学生でも、大学卒の留学生の内、ドクトル取得者はわずか 1 名だけである。

④ 　「学士」ではない大学以外の医学校卒業生のドクトル取得者は 57%、また医術開業試験及第者は 58% がドクトルを取得して帰国している。

　この数字をみる限り、ドクトルは学歴格差是正の手段として、この時期、有用に作用していたと説明できる。

おわりに

　明治の開国後の明治 3 （1870）年から、第一次世界大戦の勃発・日独開戦の大正 3 （1914）年までの間に、ドイツ（オーストリア・スイスを含む）に留学した日本人医学留学生の留学目的についての考察を試みた。

　留学は留学形態（経費の負担状況）から公費（文部省をはじめとする政府各

省、外地機関（台湾総督府、関東都督府、朝鮮総督府）、地方自治体）と私費に大別されるが、公費留学生 298 名に対して私費留学生は 771 名と 2 倍以上であり、圧倒的に多い。

　公費留学生は、文部省が 148 名と半数を占めているが、留学生当初の目的は、まずは、東大において教鞭をとっていたドイツ人教官を日本人教授に代えることと、京都帝大、九州帝大の教授候補者のドイツ派遣であった。続いては、高等学校医学部、医学専門学校教授の学識向上を目指してのドイツ派遣であった。各省から、また地方自治体からの医師、医学校教官派遣も担当者の学識向上を目指しての派遣であった。

　私費留学生には、南満州鉄道経営の医学校教官、日本赤十字社の医師の学識向上を目的とするドイツ派遣のような準公費負担の留学生、また、私立病院の医師派遣も含まれるが、個人負担によるドイツ留学が 758 名の多数に上っている。3 年間の留学として、往復旅費、滞在費、学費併せて約 7000 円（現在の物価換算 700 万円[19]）を支払ってまで、何の目的で留学したのかである。

　ここで、"ドクトル"取得の意義が問題になってくる。大学卒の留学生は公費、私費を問わず、ドクトルを取得したのは 1 ％以下である。大学卒以外の私費留学生のドクトル取得者は 57 ％の高さである。当時の環境では、医師免許取得の状況（根拠）によって、大学卒から医術開業試験及第者での学歴差別が公的（給与差）にも私的（患者の評判・風聞・収入）にも行われていた。大学卒以外の医師にとって、ドイツ留学によりドクトルを取得することは格差是正、学歴コンプレックス解消のために必要な目的であったと理解して差し支えないであろう。

文　献
⑴　仲宗根玄吉：明治政府によるドイツの法学および医学の採用．有斐閣学術センター、平成 23
⑵　吉良枝郎：明治期におけるドイツ医学の受容と普及―東京大学医学部外史．築地書館、平成 22
⑶　坂井建雄（編）：日本医学教育史．東北大学出版会、平成 24
⑷　青柳精一：近代医療のあけぼの―幕末・明治の医事制度―．思文閣出版、平成 23

⑸　笠原英彦、小泉和貴：明治期医療・衛生行政の研究．ミネルヴァ書房、平成 23

⑹　渡辺実：近代日本海外留学生史（上）（下）．講談社、昭和 52〜53

⑺　手塚晃、国立教育会館編：幕末明治海外渡航者総覧　全 3 巻．柏書房、平成 3

⑻　Lexikon Japans Studierende Listenansicht. ベルリン州立図書館東洋部資料

⑼　森川潤：明治期の独逸留学生．雄松堂出版、平成 20

⑽　泉孝英：日本近現代医学人名事典　1968-2011．医学書院、平成 24

⑾　医海時報（週刊）．医海時報社

⑿　東京医事新誌（週刊）．東京医事新誌社

⒀　日本医事新報（週刊）．日本医事新報社

⒁　辻直人：近代日本海外留学の目的変容―文部省留学生の派遣実態について．東信堂、平成 22

⒂　東京大学医学部百年史．昭和 42

⒃　京都大学七十年史．昭和 42

⒄　九州大学医学部五十年史．昭和 28

⒅　厚生省五十年史　記述編、資料編．昭和 63

⒆　医学生独逸留学地案内．医海新報 668 号、明治 40

第5章

ベルリン大学内科に学んだ
日本人留学生

はじめに

　明治3（1870）年、日本政府は、医学の近代化を図るためドイツ医学採用を決定した[1]。ドイツ医学の修得・普及は、まず、大学東校（→第一大学区医学校→東京医学校→東京大学医学部→帝国大学医科大学→東京帝国大学医科大学）におけるドイツ人医師による日本人学生に対する教育から開始された。次いで、多くの医学留学生（公費留学生・私費留学生）がドイツに赴き、帰国後、学んだ見聞・知識をわが国に伝達することによって、ドイツ医学がわが国に普及することとなって行った。

　明治期［明治の開国（明治元／1868年）から第一次世界大戦の開始（大正3／1914年）］、1,000名以上の日本人医学生がドイツの大学に留学した[2][3]。

　ドイツ各地の大学医学部の日本人留学生の時期別登録数を表5-1に示した。もっとも数多くの留学生が学んだのはベルリン大学（正式名称：Königlich Friedrich-Wilhelm-Universit t zu Berlin 王立フリードリヒ・ヴィルヘルム・ベルリン大学）である。

　この時期、ベルリン大学教授・附属病院シャリテ（慈善病院）内科部長として在任したのは、フレリクス、ライデン、ゲルハルト、クラウスの4教授（表5-2）である[6]。第5章では、これら4教授の紹介とともに、日本人留学生の帰国後の動静などについて記載することにしたい。

表5-1　明治期［明治3（1870）年〜大正3（1914）年］ドイツの大学における日本人医学生の時期別登録数

	1870～74	1875～79	1880～84	1885～89	1890～94	1895～99	1900～04	1905～09	1910～14	計
ベルリン	8	4	12	15	21	43	61	39	43	246
ミュンヘン			1	10	8	6	15	61	75	176
ヴュルツブルク	1	0	3	9	2	13	12	25	10	75
フライブルク				2	8	8	10	8	13	49
シュトラスブルク		1	3	6	5	8	5	15	6	49
ゲッチンゲン					3	1	5	10	21	40
エアランゲン			1	1	5	3	19	9	2	40
ハイデルベルク	1	0	1	2	3	6	1	8	13	35
ライプチヒ	1	0	4	3	1	5	11	3	5	33
ブレスラウ				2	0	5	8	11	3	29
ロストック							21	4	4	29
グライクスワルド						1	6	13	4	24
マールブルク					1	3	5	10	4	23
ハレ				1	1	2	6	1	7	18
イエナ				4	1	2	3	0	7	17
ギーセン						1	1	11	3	16
ボン	1	0	0	2	1	0	0	2	8	14
テュービンゲン				3	0	1	2	4	4	14
キール							1	1	4	6
ケーニヒスベルク								3	2	5
計	12	5	25	60	60	108	192	238	238	938

＊同一人が同一の大学で複数の時期登録をおこなった場合は登録数1とした。

表5-2　明治期のベルリン大学内科教授

氏名 生年〜没年	講座担当期間	
フレリクス Friedrich Theodor von Frerichs 1819（文政2）〜1885（明治18）	1859（嘉永元）〜1885（明治18）	臨床医学I担当 （第1内科）
ライデン Ernst Viktor Danzig von Leyden 1832（天保3）〜1910（明治43）	1876（明治9）〜1885（明治18） 1885（明治18）〜1907（明治40）	臨床医学II担当 （第2内科） 臨床医学I担当
ゲルハルト Carl Jakob Adolf Chiristian Gerhardt 1833（天保4）〜1902（明治35）	1885（明治18）〜1902（明治35）	臨床医学II担当
クラウス Friedrich Kraus 1858（安政5）〜1936（昭和11）	1902（明治35）〜1927（昭和2）	臨床医学II担当

5-1　ベルリン大学内科教授

フレリクス教授（Friedrich Theodor von Frerichs）

出生・出身地：1819（文政 2）年 3 月 24 日、
アウリッヒ（ニーダーザクセン州）

没・（享年）・没地：1885（明治 18）年 3 月 14
日（65 歳）、ベルリン（ベルリン州）

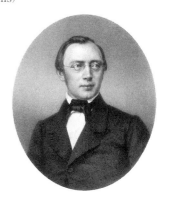

　ゲッティンゲン大に学び、1841 年医博取
得、出身地アウリッヒに帰り眼鏡士として勤
務の後、ゲッティンゲン大講師、50 年キー
ル大教授、52 年ブレスラウ大教授をへて、
59 年ベルリン大教授・シャリテ第 1 内科部
長に就任、在任中 85 年 3 月逝去。

　腎疾患・肝疾患の研究者として知られ、ブライト病（腎臓病の旧称）の顕
微鏡的検索を行い病変の進展を明らかにし、ドイツ最初の「腎臓病学」を刊
行（1851 年）、現在のウイルソン病（1912 年）の臨床所見を最初に記載して
いる。肝臓の黄色萎縮期に診られる尿中ロイシン、チロシンを初めて確認、
肝硬変と悪性マラリアにみられる解剖学的記載を行っている。また、多発性
硬化症研究の開拓者であり、症状としての眼振を発見、多発性硬化症とある
種の精神障害の関連性をも明らかにしているなどの功績がある。

　シャリテ第 1 内科部長の先任者は、紫斑病で知られるシェーンライン
（1793〜1864）である。フレリクス教授のブレスラウ大在任中の学生にはリュ
レー（結核病学：1824〜1888）、ベルリン大時代の学生には、エブシュタイン
（診断学：1836〜1912）、クインケ（浮腫・1842〜82）などがいる。

　また、ベルリン時代の助手には、ナウニン（糖尿病：1839〜1925）、ランゲ
ルハウス（膵臓のランゲルハウス島：1847〜88）、ホフマン（神経診断学：1857
〜1919）、エールリッヒ（細菌学・生化学：1862〜1922）、ワイル（ワイル病：
1880〜1916）などの名が挙げられる。

ライデン教授（Ernst Viktor Danzig von Leyden）

出生・出身地：1832（天保 3）年 4 月 20 日、
ダンツイヒ（現：ポーランド）

没・（享年）・没地：1910（明治 43）年 10 月
5 日（78 歳）、ベルリン（ベルリン州）

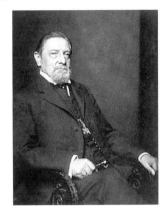

　ベルリンのフリードリッヒーウイルヘルム
研究所で医学を学んだ。当時の教授陣には、
シェーンライン教授（病理学）、トラウベ教
授（内科学：1818〜76）などがいる。1853 年
医博（ベルリン大）、54 年医師、陸軍軍医と
なり、シェーンライン教授、トラウベ教授と
ともに勤務、この時期に内科に転向した。

　63 年教授資格取得、64 年ベルリン大内科学私講師、65 年ケーニヒスベル
ク大教授、72 年シュトラスブルク大教授、76 年ベルリン大教授・シャリテ
第 2 内科部長、85 年フレリクス教授急逝のため第 1 内科部長、1907 年退任。
ドイツ皇帝フレデリック三世の喉頭癌の治療を担当した。また、1894 年か
らはロシア皇帝アレキサンダーの侍医を務め叙勲されている。

　ライデン運動失調（偽性脊髄癆）、シャルコー・ライデン結晶（好酸球由来
の菱形状結晶体）、ライデン・メービウス型ジストロフィ（進行性で筋肉に偽
性肥大のない型）、ライデン神経炎（脂肪腫性神経炎）などに名が残されてい
る。

　最も有名な弟子はケーニヒスベルク大在任中の助手ノートナーゲル（循環
器病学：1841〜1905）、ベルリン大在任中の助手アイヒホルスト（血液・神経
病学：1849〜1921）である。ベルリン時代、エディガー（神経学：1858〜1918）
には強い影響を与えと言われる。ケーニヒスベルク大当時、スピーゲルベル
グ（産婦人科学：1830〜81）、レックリングハウゼン（病理学：1833〜1910）と
共同研究を行っている。

　政治哲学者ライデン（1911〜2004）は孫である。

ゲルハルト教授（Carl Jakob Adolf Christian Gerhardt）

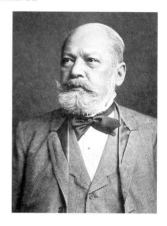

出生・出身地：1833（天保4）年5月5日、
シュバイヤー（ラインライト・ファルツ州）
没・(享年)・没地：1902（明治35）年6月2
日（68歳）、ベルリン（ベルリン州）

　ヴュルツブルク大に医学を学び、1856年
医博、60年教授資格取得、61年イエナ大員
外教授・大学病院内科臨時部長、62年病
理・治療部門教授、大学総合病院長、72年
ヴュルツブルク大教授・内科部長、経て、フ
レリクス教授の後継者として85年ベルリン
大教授・シャリテ第2内科部長に就任、学長（88年～89年）、1902年在任中
逝去。

　小児疾患研究の開拓者、ゲルハルト病（肢端紅痛症）、ゲルハルト濁音界
（動脈管開存の徴候）、ゲルハルト現象（吸気および呼気による横隔膜の上下運動
が外部よりみられること）、ゲルハルト徴候（①大動脈瘤があると呼吸困難が
あっても喉頭に上下運動がみられないこと、②空洞がある肺結核または滲出液が
ある気胸のとき、患者体位の変換により打診音が変化すること）、ゲルハルト症
候群（脳幹部に病変がある場合にみられる眼球運動障害を伴うさまざまの症候群
のひとつ）に名を残している。

　ヴュルツブルク大時代・ベルリン大時代の
助手にミュラー（1858～1941）、また、ベルリ
ン人時代の助手にエールリッヒがいる。

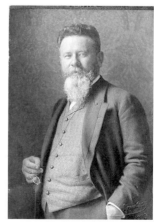

クラウス教授（Friedrich Kraus）

出生・出身地：1858（安政5）年5月31日、
ボーデンバッハ（ボヘミア）
没・(享年)・没地：1936（昭和11）年3月31
日（76歳）、ベルリン（ベルリン州）

　プラハ・ドイツ大学に学び、オットー・ケ

ラー病院助手、1890 年教授資格取得、ウィーン・ルドルフ病院院長、94 年グラーツ大正教授、1902 年ベルリン大教授・シャリテ病院第 2 内科部長（ゲルハルト教授の後任）、27 年退任。

　心電図、コロイド化学の研究業績で知られる。1910 年、助手のニコライ（1874〜1955）と共に、「健常人・患者の心電図」を出版している。

　クラウスは、また、第一次世界大戦の間、西部戦線後方で内科顧問医として従軍していたが、この間、広範な「人間の病理」を執筆している。

5-2　ベルリン大学に学籍登録した日本人医学留学生

　この時期、ベルリン大学に学籍登録を行い、内科学を履修したことが確認されている日本人医学留学生は 46 名である。教授の在任期間に対応して 4 時期に区分して、留学生の動向を記載することとする。

フレリクス教授・ライデン教授時代 ［1859（安政 6）年〜1885（明治 18）年］に学籍登録した留学生（表 5 - 3）

　この時期の 3 名の留学生は、すべて東京大学卒業生で、卒業翌年、留学している。在学期間は 3 年間、東京大学でドイツ人教師から学んだドイツ医学の再研修とも言うべき留学であった。

　佐藤は、順天堂主佐藤尚中の養子で、ベルリン大から、ウィーン大、ミュンヘン大に学び、4 年余りの留学を終えて帰国。ベルリン留学中、衛生学のコッホ教授（1843〜1910）にも学び、結核菌検査法をわが国に紹介した。また、日本内科学会の創立（明治 36 年）に尽力した。

　青山は、明治 20（1887）年 8 月帰国、9 月帝国大学教授に就任。明治 27 年、同時期、ベルリン大学に留学していた北里柴三郎（1852〜1931）とともに香港・華南に流行したペスト対策に出張している。しかし、大正 3（1914）年、北里の伝染病研究所の文部省への移管問題に際して、厳しい対立をきたしたことで知られる。なお、明治 45 年、明治天皇崩御の際、三浦勤之助（1864〜1950）、佐藤三吉（1857〜1943）とともに、診察に当たった後、宮内省御用掛に就任した。佐藤は青山と同年のベルリン大学外科留学生であ

る。

　隈川は、帰国後、東京市立駒込病院伝染病科に勤務後、明治 24 年帝国大学医化学初代教授に就任している。

表 5-3　フレリクス教授・ライデン教授時代 ［1859（安政 6）年～1885（明治 18）年］に学籍登録した日本人留学生

氏名 出生年 出生地	医学部 卒業年	留学前 地位	留学年 種別	ベルリン大 在籍期間	帰国後地位	没　年 享　年
佐藤　佐 さとう・たすく 1857（安政 4） 下総（千葉）	東京大学 1881 （明治 14）	―	1882 （明治 15） 私費	1882 （明治 15） 夏学期～ 1885 （明治 18） 冬学期	順天堂副院 長、侍医	1919 （大正 8） 62 歳
青山胤道 あおやま・たねみち 1859（安政 6） 江戸（東京）	東京大学 1882 （明治 15）	―	1883 （明治 16） 文部省海外 留学生	1883 （明治 16） 冬学期～ 1886 （明治 19） 冬学期	帝 大 教 授 （内科）	1917 （大正 6） 58 歳
隈川宗雄 くまがわ・むねお 1858（安政 5） 陸奥（福島）	東京大学 1883 （明治 16）	―	1884 （明治 17） 私費	1884 （明治 17） 冬学期～ 1887 （明治 20） 冬学期	帝 大 教 授 （初代医化 学）	1918 （大正 7） 60 歳

ライデン教授・ゲルハルト教授時代 ［1885（明治 15）年～1902（明治 35）年］に学籍登録した留学生（表 5-4）

　1885 年、第 1 内科フレリクス教授が逝去、第 2 内科のライデン教授が第 1 内科担当となり、第 2 内科はゲルハルト教授が担当することとなった。

　この時期も留学生のほとんどは東京大学・東京医学校・帝国大学の卒業生であるが、小宮山のような医術開業試験及第者もいる。明治期、ドイツで医博を取得する日本の学士号を有する留学生はきわめてまれであったが、小宮山の場合、ヴュルツブルク大、ベルリン大、さらにミュンヘン大に留学、

ミュンヘン大で学位（医博）を得て帰国している。

　大学卒、直後に留学した者は少なく、卒業後5〜16年後の留学は卒後研修とも言える留学である。それだけに、留学期間も3年は1名だけで、半年（1学期）だけの留学生もいる。留学生も文部省留学生に加えて、陸軍省、宮内省からの派遣も加わってきている。明治期、ドイツへの公費による留学生は、独語圏のオーストリア留学生（少数）を含めて、298名（判明分）であるが、最多は文部省（大学東校を含めて）148名（50％）を占め、次いで、陸軍省は34名、海軍省は11名、宮内省10名を数えている。

　文部省留学生の菅、栗本は、東京大学卒業後、三高、五高教授に就任しており、来るべき医学専門学校への昇格（明治34年）に備えての教員の資質向上を意図しての留学であった。しかし、栗本は帰国後、復職せず、開業の道を選択している。なお、熊谷の場合、京都帝大福岡医大の創設を支援する福岡県の派遣であった。

　谷口は、森林太郎（森 鷗外：明治17年留学）に次ぐ陸軍官費留学生の第2号である。各師団軍医部長を歴任、軍医監に昇進している。

　岡は、東京医学校卒業後、助教授を経て、宮内省より派遣され帰国後、侍医となり、明治31年侍医局長官、41年侍医頭となり、皇室医務の中心的役割を果たしていたが、45年明治天皇崩御（糖尿病性腎不全）際の責任を問われる形で大正元年辞任、宮中顧問官に退いた。

　この時期、私費留学も多いが、大学卒後、病院勤務あるいは開業によって、留学資金を準備しての留学と考えられる留学生も多く、帰国後、開業の留学生が多い。「ドイツ帰りの医者」いわゆる「箔付留学」の始まりでもある。[7]教授就任のためのドイツ留学の時代の終わりの時期とも言える。また、この時期、明治28年の台湾総督府設置にみられるわが国の植民地支配の開始時期である。台湾・朝鮮・樺太・関東州・満州・南洋諸島などにおいて、医療の充実は重要な施策に位置づけられ、各地に医学校が開設・充実されている[8]が、山口弘夫の台湾総督府からの独派遣は、その施策の先駆けであった。

表5‐4　ライデン教授・ゲルハルト教授時代［1885（明治 18）年～1902（明治 35）年］に学籍登録した日本人留学生

(1)

氏名 出生年 出生地	医学部 卒業年	留学前 地位	留学年 種別	ベルリン大 在籍期間	帰国後 地位	没　年 享　年
谷口　謙 たにぐち・けん 1856（安政 3） 江戸（東京）	東京大学 1881 （明治 14）	陸軍省医 務局副課 員	1896 （明治 19） 陸軍官費 留学生	1887 （明治 20） 夏学期～ 1889 （明治 22） 夏学期～	第 3、第 4、第 1、 第 5 師団 軍医部長	1929 （昭和 4） 73 歳
三浦謹之助 みうら・きんのすけ 1864（元治元） 陸奥（福島）	帝国大学 1887 （明治 20）	助手	1889 （明治 22） 私費	1890 （明治 23） 夏学期	帝国大学 教授、侍 医	1950 （昭和 25） 86 歳
岡　玄卿 おか・げんきょう 1852（嘉永 5） 大阪	東京医学 校 1876 （明治 9）	東京医学 校助教授	1889 （明治 22） 宮内省	1890 （明治 23） 夏学期・冬 学期	侍医 侍医局長 官	1925 （大正 14） 72 歳
朝日幾太郎 あさひ・いくたろう ？ 長野	？	？	1891 （明治 24） 私費	1891 （明治 24） 冬学期	開業（名 古屋）	？
山根文策 やまね・ぶんさく 1855（安政 2） 周防（山口）	東京大学 1883 （明治 16）	高松病院 長	1891 （明治 24） 私費	1891 （明治 24） 冬学期～ 1894 （明治 27） 夏学期	横浜十全 病院長	1918 （大正 7） 61 歳
入沢達吉 いりさわ・たつきち 1865（慶応元） 越後（新潟）	帝国大学 1889 （明治 22）	―	1890 （明治 23） 私費	1892 （明治 25） 冬学期～ 1893 （明治 26） 冬学期	開業・侍 医 帝国大学 助教授・ 教授（ベ ルツの後 任）	1938 （昭和 13） 73 歳
笠原光興 かさはら・みつおき 1861（文久元） 江戸（東京）	帝国大学 1888 （明治 21）	京都府立 医学校教 諭	1894 （明治 27） 私費	1894 （明治 27） 夏学期～ 1895 （明治 28） 冬学期	京都帝大 教授	1913 （大正 2） 51 歳

氏名 出生年 出生地	医学部 卒業年	留学前 地位	留学年 種別	ベルリン大 在籍期間	帰国後 地位	没　年 享　年
菅　之芳 すが・ゆきよし 1854（安政元） 江戸（東京）	東京大学 1880 （明治13）	三高教授 兼岡山県 立病院長	1895 （明治28） 文部省	1895 （明治28） 冬学期	岡山医専 校長	1914 （大正3） 60歳
石川公一 いしかわ・こういち 1855（安政2） 播磨（兵庫）	東京大学 1880 （明治13）	侍医	1896 （明治29） 宮内省	1896 （明治29） 冬学期～ 1897 （明治30） 冬学期	侍医局長 官	1904 （明治37） 48歳
増山正信 ますやま・まさのぶ 1868（明治元） 東京	帝国大学 1895 （明治28）	青山内科 助手	1897 （明治30） 私費	1897 （明治30） 冬学期	神戸市立 東山病院 長、大阪 市立桃山 病院長	1942 （昭和17） 74歳
小宮山権六 こみやま・ごんろく 1865（慶応元） 甲斐（山梨）	医術開業 試験	？	1896 （明治29） 私費	1897 （明治30） 夏学期～ 1898 （明治31） 夏学期	開業 （東京）	？
栗本東明 くりもと・とうめい 1853（嘉永6） 出羽（山形）	東京大学 1884 （明治17）	岡山医学 校 長崎医学 校五高教 授	1898 （明治31） 文部省	1898 （明治31） 夏学期～ 1899 （明治32） 冬学期	開業 （東京）	1921 （大正10） 67歳
渡辺　雷 わたなべ・らい 1860（万延元） 千葉	帝国大学 1891 （明治24）	高田病院 長 福島病院 長	1898 （明治31） 私費	1899 （明治32） 夏学期	山口県立 病院長、 日赤滋賀 病院長	1915 （大正4） 54歳
鳥山南寿次郎 とりやま・みずじろう 1870（明治3） 山形	帝国大学 1896 （明治29）	東京帝大 助手	1899 （明治32） 私費	1899 （明治32） 夏学期～ 1900 （明治33） 夏学期	開業 （東京） 侍医	1926 （大正15） 56歳

氏名 出生年 出生地	医学部 卒業年	留学前 地位	留学年 種別	ベルリン大 在籍期間	帰国後 地位	没　年 享　年
熊谷玄旦 くまがい・げんたん 1852（嘉永5） 周防（山口）	東京大学 1880 （明治13）	福岡県立 医学校教 諭、 副院長	1900 （明治33） 福岡県	1900 （明治33） 夏学期	京都帝大 福岡医大 教授	1923 （大正13） 70歳
望月惇一 もちづき・じゅんいち 1859（安政6） 安芸（広島）	帝国大学 1891 （明治24）	公立大津 病院長	1899 （明治32） 私費	1900 （明治33） 夏学期	京都府立 医専校長	1930 （昭和5） 70歳
渡辺健蔵 わたなべ・けんぞう 1863（文久3） 岐阜	帝国大学 1889 （明治22）	函館病院 副院長	1900 （明治33） 私費	1900 （明治33） 冬学期	開業 （函館）	？
斎藤仙也 さいとう・せんや 1859（安政6） 京都	東京大学 1882 （明治15）	開業	1900 （明治33） 私費	1900 （明治33） 夏学期～ 1901 （明治34） 夏学期	開業	1920 （大正9） 60歳
伊藤　緑 いとう・みどり ？ 鳥取	帝国大学 1889 （明治22）	？	1900 （明治33） 私費	1900 （明治33） 夏学期～ 1903 （明治36） 冬学期	？	？
行徳　郯 ぎょうとく・ちかし 1861（文久元） 大分	東京大学 1879 （明治12）	開業	1900 （明治33） 私費	1900 （明治33） 夏学期～ 1901 （明治34） 冬学期	開業 （久留米）	1932 （昭和7） 71歳
木村徳衛 きむら・とくえい 1871（明治4） 新潟	東京帝大 1889 （明治22）	東京帝大 助手	1901 （明治34） 私費	1901 （明治34） 冬学期～ 1902 （明治35） 夏学期	泉橋慈善 病院院 長	1946 （昭和21） 75歳

ライデン教授・クラウス教授時代［1902（明治35）年〜1907（明治40）年］に
学籍登録した留学生（表5-5）

　この時期、1名を除けば、すべて、東京帝大の卒業生であるが、文部省留
学生はいない。教授就任を目指しての留学の時期ではなくなっている。この
時期、帰国後、医育機関に勤務したのは谷口1名だけである。

　谷口、熊本県派遣。明治30年から、地方自治体が公立医学校教官の資質
向上を目指しての留学生派遣を開始したが、熊本県は、明治29年開設され
た私立熊本医学校の医学専門学校昇格を援助する目的で、谷口をドイツに派
遣した。明治37年、私立熊本医学校は私立熊本医専に昇格した。

　吉本、日本赤十字社の派遣である。日本赤十字社は、明治10年、「博愛
社」として創設され、20年に日本赤十字社と改称され、日赤病院（明治20
年開設）の前身は、明治19年開設の博愛社病院である。日赤の医員の資質
向上を目指してのドイツ留学第1号である。

表5-5　ライデン教授・クラウス教授時代［1902（明治35）年〜1907（明
　　　治40）年］に学籍登録した日本人留学生

(1)

氏名 出生年 出生地	医学部 卒業年	留学前 地位	留学年種別	ベルリン大 在籍期間	帰国後 地位	没　年 享　年
山田菅道 やまだ・かんどう 1873（明治6） 大阪	愛知医学校 1899（明治32）	?	1900（明治33）私費	1902（明治35）夏学期	開業（兵庫、名古屋）	?
橋田茂重 はしだ・しげもち 1863（文久3）千葉	帝国大学 1892（明治25）	開業（東京）	1902（明治35）私費	1902（明治35）夏学期 冬学期	開業（東京）	1924（大正13）60歳
谷口長雄 たにぐち・ながお 1865（慶応元）伊予（愛媛）	東京帝大 1901（明治34）	熊本医学校校長	1902（明治35）熊本県	1902（明治35）夏学期〜1903（明治36）夏学期	熊本医専校長	1920（大正9）55歳

(2)

氏名 出生年 出生地	医学部 卒業年	留学前 地位	留学年種別	ベルリン大 在籍期間	帰国後 地位	没　年 享　年
守屋伍造 もりや・ごぞう 1870（明治3） 岡山	帝国大学 1896 （明治29）	内務省伝 米部長	1901 （明治34） 私費	1902 （明治35） 夏学期～ 1904 （明治37） 夏学期	開業 （東京）	1924 （大正13） 54歳
菊池米太郎 きくち・よねたろう 1873（明治6） 佐賀	東京帝大 1901 （明治34）	—	1903 （明治36） 私費	1903 （明治36） 冬学期	大阪回生 病院 院長	1953 （昭和28） 79歳
山口弘夫 やまぐち・ひろお 1866（慶応2） 兵庫	帝国大学 1894 （明治27）	陸軍軍医 台湾総督 府医学校 講師	1903 （明治36） 陸軍官費留 学生	1903 （明治36） 冬学期～ 1904 （明治37） 夏学期	関東都督 府 医院院長	1929 （昭和4） 62歳
吉本清太郎 よしもと・せいたろう 1873（明治6） 福岡	東京帝大 1901 （明治34）	日赤病院	1905 （明治38） 日赤	1906 （明治39） 冬学期～ 1909 （明治42） 夏学期	日赤内科 主幹	1937 （昭和12） 63歳

クラウス教授時代［1907（明治35）年～1927（昭和2）年］に学籍登録した留学生（表5‐6）

　この時期の留学生は9名の内、東京帝大卒業生は5名だけである。文部省留学生は皆無である。公費留学生は、陸軍官費留学生の佐藤だけで、他は私費留学生である。しかし、私費留学生でも熊谷のように東北帝大教授の地位を得て、学長に昇進した者もいる。

　佐藤は陸軍依託学生として東京帝大を卒業、日露戦争、北清事変の従軍後陸軍官費留学生として派遣され、帰国後、朝鮮駐箚軍軍医部長を経て、大正6年軍医監、9年日赤本社病院長、侍医頭と顕職を歴任している。

　丹治は、私費とされているが、日本生命社員で、帰国後、復職しているところからみれば、日本生命派遣であったと考えられる。生命保険の歴史は、

産業革命後、18 世紀の英国に始まるが、わが国で最初の生命保険会社は明治 14 年の明治生命、次いで、21 年の帝国生命（現：朝日生命）、日本生命は 3 番目の 22 年である。

　丹治は、45 年夏学期留学した後、大正元年冬学期・2 年夏学期ライプツィヒ大留学、2 年冬学期ハレ大留学と 2 年 7 カ月の留学を終えて帰国しているが、この留学歴をみると、独事情〜西洋事情の見聞が留学目的であったと考えられる。

表 5‐6　クラウス教授時代［1907（明治 40）年〜1927（昭和 2 ）年］に学籍登録した日本人留学生

(1)

氏名 出生年 出生地	医学部 卒業年	留学前 地位	留学年種別	ベルリン大 在籍期間	帰国後 地位	没　年 享　年
高松　勇 たかまつ・いさむ 1875（明治 8 ） 東京	東京帝大 1905 （明治 38）	？	1907 （明治 40） 私費	1907 （明治 40） 夏学期 冬学期	開業 （東京）	1912 （大正元） 37 歳
佐藤恒丸 さとう・つねまる 1872（明治 5 ） 愛知	東京帝大 1886 （明治 29）	陸軍三等 軍医正	1907 （明治 40） 陸軍官費留 学生	1908 （明治 41） 夏学期〜 1909 （明治 42） 夏学期	日赤本社 病院長、 軍医総監	1954 （昭和 29） 81 歳
大黒安三郎 おおぐろ・やすさ ぶろう 1870（明治 3 ） ？	東京帝大 1900 （明治 33）	佐賀県立 好生館院 長	1908 （明治 41） 佐賀県	1908 （明治 41） 冬学期〜 1909 （明治 42） 夏学期	好生館院 長	1915 （大正 4 ） 45 歳
浅井禾一郎 あさい・かいちろう 1882（明治 15） 長野	医術開業 試験 1906 （明治 39）	？	1909 （明治 42） 私費	1909 （明治 42） 冬学期	開業 （名古屋）	？
柳徳次郎 やなぎ・とくじろう 1882（明治 15） 山口	大阪府立 高等医学 校 1907 （明治 40）	東京市養 育院	1908 （明治 41） 私費	1909 （明治 42） 夏学期 冬学期	ホノルル	？

(2)

氏名 出生年 出生地	医学部 卒業年	留学前 地位	留学年種別	ベルリン大 在籍期間	帰国後 地位	没 年 享 年
古城憲治 こじょう・けんじ 1879（明治12） 大分	東京帝大 1907 （明治40）	東京帝大 助手	1909 （明治42） 私費	1909 （明治42） 冬学期～ 1911 （明治44） 夏学期	京城・賛 化病院開 設	？
碓居龍太 うすい・りゅうた 1877（明治10） 京都	東京帝大 1904 （明治37）	東京帝大 助手	1910 （明治43） 私費	1910 （明治43） 冬学期～ 1911 （明治44） 夏学期	東京帝大 助教授、 教授 （2日間）	1952 （昭和27） 75歳
熊谷岱蔵 くまがい・たいぞう 1880（明治13） 長野	東京帝大 1906 （明治39）	東京帝大 助手	1911 （明治44） 私費	1911 （明治44） 冬学期～ 1912 （明治45） 夏学期	東北帝大 教授 学長	1962 （昭和37） 81歳
柏原光太郎 かしわばら・こう たろう 1877（明治10） 香川	京都帝大 福岡医大 1908 （明治41）	柏原病院 長	1910 （明治43） 私費	1911 （明治44） 夏学期～ 1913 （大正2） 夏学期	開業（大 阪）	？
丹治善造 たんじ・ぜんぞう 1879（明治12） 福島	東京帝大 1905 （明治38）	日本生命	1912 （明治45） 私費	1912 （明治45） 夏学期	日本生命 医局長	1941 （昭和16） 61歳
堀見克禮 ほりみ・よしひろ 1867（慶応3） 高知	大阪医学 校 1892 （明治25）	大阪府立 医学校教 諭	1912 （明治45） 私費	1912 （明治45） 冬学期	大阪医大 教授	1932 （昭和7） 65歳
佐藤浅次郎 さとう・あさじろう 1877（明治10） 広島	京都帝大 1905 （明治38）	満鉄病院	1912 （大正元） 満鉄	1912 （明治45） 冬学期～ 1914 （大正3） 夏学期	満鉄撫順 炭鉱医院 長	1915 （大正4） 38歳

(3)

氏名 出生年 出生地	医学部 卒業年	留学前 地位	留学年種別	ベルリン大 在籍期間	帰国後 地位	没　年 享　年
山川一郎 やまかわ・いちろう 1882（明治15） 埼玉	東京帝大 1908 （明治41）	東京帝大 助手	1913 （大正2） 私費	1913 （大正2） 夏学期～ 1914 （大正3） 夏学期	開業 （東京） 侍医	1969 （昭和44） 86歳
丸山忠治 まるやま・ただはる 1877（明治10） 長野	東京帝大 1902 （明治35）	陸軍軍医	1913 （大正2） 陸軍官費留 学生	1913（大正 2） 冬学期	開業 （東京）	?
福田恒甫 ふくだ・つねすけ 1876（明治9） 山口	東京帝大 1901 （明治34）	京都帝大 助教授	1913 （大正2） 私費	1913 （大正2） 冬学期～ 1914 （大正3） 夏学期	開業 （京都・ 山口）	?

おわりに

　明治期、ベルリン大内科教授を務めた4名の教授と日本人留学生の紹介を試みた。

　この時期、ドイツ医学が世界をリードしていた時期、ドイツ流医学の日本への定着を目指す上で、医学校教官として医学教育、病院のドイツ流運営、ドイツ流医療とさまざまの形で留学生の果たした役割は大きなものであったことは疑うべくもないことである。帰国後の留学生の著作物も多い（表5-7）。明治末期～大正初期、20世紀初頭に、わが国にドイツ医学は定着したと理解される。

　しかし、この時期、世界の医学の潮流は、大きな転換期を迎えていた。ドイツ医学を代表とする欧州の医学からアメリカ医学の時代への転換である。

　アメリカの勃興、経済力の向上による、医学だけではないが、多額の研究投資である。成果は大きかった。明治20（1887）年に国立衛生研究所（NIH）、34年にロックフエラー医学研究所が開設された。この流れは、第一次世界

表5-7   ベルリン大学内科留学生の帰国後の主な著作・伝記

佐藤 佐	［述書］	内科新書 全6巻（佐藤 佐刊）明治21～27
青山胤道	［閲書］	治療全書 全2巻（クンツエ*1 著：宮地良治訳）至誠堂、明治26
	［著書］	ペストニ就テ 胃腸病研究会、明治32
	［撰書］	日本内科全書 全8巻 吐鳳堂書店、大正2～14
隈川宗雄	［共著］	医化学提要 克誠堂書店、大正3
谷口 謙	［訳書］	内科新書（儒氏*2）全7巻（谷口 謙刊）明治25～26
三浦謹之助	［共著］	病理総論 上巻（三宅 秀発行）明治27
	［閲書］	生理的病理的尿沈渣図譜並解（ウルツマン*3、ホフマン*4著：林 友太郎訳）半田屋医籍、明治28
	［著書］	三浦内科学纂録 南江堂書店、明治45
	［監修］	三浦神経病学 巻1・巻2 克誠堂書店、昭和3・昭和4
		三浦診断学 全5輯 克誠堂書店、昭和6～16
	［伝記］	三浦紀彦編：一医学者の生活をめぐる回想 名誉教授三浦謹之助の生涯 医歯薬出版、昭和30
入沢達吉	［訳書］	伯林市庁撰定処方 朝陽堂書店、明治29
	［共訳］	医療筌蹄（ヘルマン*5著）南江堂書店、明治30
	［編訳］	血液病理学図譜 朝香屋、明治30
	［著書］	老人病学 上巻・下巻 南江堂書店、大正元・3
		糖尿病の療法 実験医報社、大正5
	［監修］	内科学 全6巻 南山堂書店、大正6～昭和11
谷口長雄	［伝記］	谷口長雄編纂会：谷口長雄伝、昭和12
菊地米太郎	［述書］	病気と養生（菊地米太郎刊）大正6
	［著書］	肺病の養生及び予防の心得（菊地米太郎刊）大正6
熊谷岱蔵	［著書］	人工気胸療法 杏林書院、昭和26
		肺結核の早期診断と其の治療指針 東京週刊医事雑誌連盟、昭和15
山川一郎	［自伝］	拝命：一侍医の手記（山川かよ刊）昭和47

＊1 Karl Ferdhand Kurze（1826～1889）.
＊2 儒氏：Theodor von Jurgensen（1840～1907）.
＊3 Robert Ultman（1842～1889）.
＊4 Karl Berthold Hofmann（1842～1922）.
＊5 Rieder Hermann（1858～1932）.

大戦（大正3/1914～大正7/1918）におけるドイツの敗北によって決定的となる。ここで、指摘しておきたいのは、この潮流をドイツの医学界が十分に認識していたことである。1912年9月には、「独逸医学生の北米修学旅行」[9]「独逸医師700名の合衆国見学旅行」[10]が、わが国でも報ぜられている。同時

に、この記事では、わが国においてこの流れに対する対応の欠如、識者の欠如が嘆じられていることを付記しておきたい。

文　献

⑴　仲曽根玄吉：明治政府によるドイツの法学および医学の採用．有斐閣学術センター、平成 23

⑵　Lexicon Japans Studierende-Lisstensicht．ベルリン州立図書館東洋部資料

⑶　国立教育会館編（代表：手塚　晃）：幕末明治海外渡航者総覧．全三巻、柏書房、平成 4

⑷　佐多愛彦：欧州視察記⑴ 欧州病院の施療制並大学病院の組織．医事公論(31)：58、大正 2 年 2 月 5 日

⑸　小田俊郎：1885―9 年頃のベルリン大学シャリテー．近代ドイツ医学の百年 57 頁、創元社、昭和 43

⑹　森川潤：十九世紀後半のベルリン大学医学部教授スタッフ．作陽学院紀要 20(1)：13、昭和 62

⑺　本書第 4 章．

⑻　泉孝英：外地の医学校．メディカルレビュー社、平成 21

⑼　独逸医学生の北米修学旅行（紐育通信）．医事公論(3)：57、明治 45 年 4 月 25 日

⑽　独逸医師 700 名の合衆国見学旅行（紐育通信）．医事公論(18)：292、明治 45 年 4 月 25 日

ベルリン大学外科に学んだ
日本人留学生

はじめに

　明治3（1870）年、日本政府は、医学の近代化を図るためドイツ医学採用を決定した[1]。ドイツ医学の修得・普及は、まず、大学東校（→第一大学区医学校→東京医学校→東京大学医学部→帝国大学医科大学→東京帝国大学医科大学）におけるドイツ人医師による日本人学生に対する教育から開始された。次いで、多くの医学留学生（公費留学生・私費留学生）がドイツに赴き、帰国後、学んだ見聞・知識をわが国に伝達することによって、ドイツ医学がわが国に普及することとなった。

　明治期［明治の開国（明治元／1868年）から第一次世界大戦の開始（大正3／1914年）］、1,000名以上の日本人医学生がドイツの大学に留学した[2][3][4]。もっとも数多くの留学生が学んだのはベルリン大学（正式名称：Königlich Friedrich-Wilhelm-Universität zu Berlin 王立フリードリヒ・ヴィルヘム・ベルリン大学）である。この時期のベルリン大学内科教授と日本人留学生の動静については、既に報告した[5]。この時期、ベルリン大学教授として、附属病院、シャリテ（慈善病院）[6]の外科を担当したのは、大学附属病院のランゲンベック教授、ベルクマン教授、シャリテのバルデレーベン教授、ケーニッヒ教授、ヒルデブラント教授の5名の教授陣である（表6-1）[7]。

　第6章では、これら4教授の紹介とともに、33名の日本人留学生の帰国後の動静などについて記載することにしたい。

表6-1　明治期のベルリン大学外科教授

大学附属病院		シャリテ	
氏名 生年～没年	担当期間	氏名 生年～没年	担当機関
ランゲンベック Bernard Rudolf Konrad vo Langenbeck 1810～1887	1848（嘉永元）～ 1882（明治15）	バルデレーベン Heinrich Adolf von Bardeleben 1819～1895	1868（明治元）～ 1895（明治28）
ベルクマン Ernst Gustav Benjamin von Bergmann 1836～1907	1882（明治15）～ 1907（明治40）	ケーニッヒ Franz König 1832～1910	1895（明治28）～ 1904（明治37）
		ヒルデブランド Otto Hildebrand 1858～1927	1904（明治37）～ 1927（昭和2）

6-1　ベルリン大学外科教授

［大学附属病院担当］

ランゲンベック教授（Bernard Rudolf Konrad von Langenbeck）

出生・出生地：1810（文化7）年11月9日、パンディングビュッテル（ニーダザクセン州）

没・（享年）・没地：1907（明治40）年3月5日（70歳）、ヴィースバーデン（ヘッセン州）

　ゲッチンゲン大にて医学を学び、1835年医博、仏・英修学の後、ゲッチンゲンに帰り私講師、1842年キール大外科教授・フレドリックス病院長、48年ベルリン大外科教授（大学附属病院担当）、82年病気退職。

　第1次シュレースヴィヒ戦争（1848年）、第2次シュレースヴィヒ戦争（64年）、普墺戦争（66年）、普仏戦争（70～71年）に従軍、ランゲンベック切断術、ランゲンベック三角、ランゲンベック皮膚弁に名を残している。外科教育の父と称される。

ベルクマン教授（Ernst von Bergmann）

出生・出生地：1836（天保 10）12 月 6 日、
リガ（ラトビア）

没・（享年）・没地：1907（明治 40）3 月 5 日
（70 歳）、ヴィスバーデン（ヘッセン州）

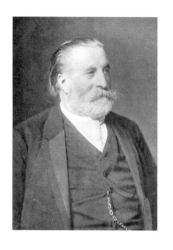

　1860 年ドルパト大より医博受領、64 年教
授資格取得、71 年ドルパド大外科教授、78
年ヴュルツブルク大外科教授、82 年ベルリ
ン大外科教授、在任中没。

　普墺戦争（1866 年）、普仏戦争（70〜71 年）、
露土戦争（77〜78 年）の従軍、戦傷外科の経
験を重ねた。

　1887 年手術器具の蒸気滅菌法を用い、感染症を減少させたところから、
無菌手術の開拓者と評されている。白衣着用普及者としても知られる。また、
陰嚢水瘤手術の開発者としての他、虫垂切除術の改良、食道憩室の最初の手
術者としても知られる。

［シャリテ（慈善病院）担当］

バルデレーベン教授（Heinrich Adolf von Bardeleben）

出生・出生地：1819（文政 2）年 5 月 1 日、
フランクフルト（オーデル：ヘッセン州）

没・（享年）・没地：1895（明治 28）年 9 月 24
日（76 歳）、ベルリン（ベルリン州）

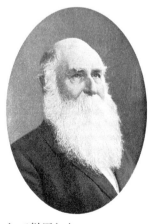

　ハイデルベルク、パリ、ベルリンの諸大学
で医学を学び、1841 年医博、48 年ギーセン
大助教授、49 年グライフスワルド大正教授、
68 年ベルリン大外科教授・シャリテ外科部
長、在任中没。

　リスター（英国）の創傷防腐法を大陸に初
めて紹介。墺普戦争（1866 年）で陸軍軍医総監として従軍した。

ケーニッヒ教授（Franz König）

出生・出生地：1832（天保2）年2月10日、
ローテンブルク・アン・デア・フルダ（ヘッ
セン州）

没・（享年）・没地：1910（明治43）年12月
12日（78歳）

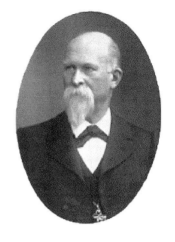

　ベルリン＝グルーネヴァルト（ベルリン州）

　1855年マールブルグ大より医博、ハナウの
救急外科医、69年ロストック大外科教授、75
年ゲッチンゲン大外科教授、95年ベルリン大
外科教授・シャリテ外科部長、1904年引退。

　骨・関節外科の領域で名を残した。近位大
腿骨の内固定に初めて成功。関節障害の原因についての著書を刊行。Osteo-
chondritis dessecanas（離断性骨軟骨炎：ケーニッヒ病：1889年）の報告者。

ヒルデブランド教授（Otto Hildebarand）

出生・出生地：1858（安政5）年2月10日、
ベルン（ベルン州スイス）

没・（享年）・没地：1927（昭和2）年10月
18日（69歳）、ベルリン（ベルリン州）

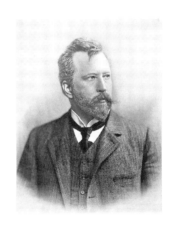

　イエナ大で解剖学、外科を修得、1886年
ゲッチンゲン大ケーニッヒ教授の助手、88
年外科教授資格取得、96年ベルリン・シャ
リテ外科部長、99年ベルン大外科教授、
1904年ベルリン外科教授・シャリテ外科部
長、27年在任中没。

　1894年刊行の Grundriss der chirurgisch-topographischen Anatomie
（外科・局所解剖学の基本）で知られる他、外科領域の雑誌編集長を務めた、
また、Warthin's tumor（ウォーシン腫瘍：adenolymphoma 腺様リンパ腫、
1929年）の最初の記載者。

6-2　ベルリン大学外科に学籍登録した日本人留学生

　この時期、ベルリン大学に学籍登録を行い、外科学を履修したことが確認されている日本人医学留学生は33名（表6-2）である。留学生の動向を記載したい。

表6-2　明治期［1872（明治5）年～1914（大正3）年］ベルリン大学外科に学籍登録した日本人留学生

(1)

氏名 出生年 出生地	出身校 卒業年	留学前 地位	留学年 種別	ベルリン大 在籍期間	帰国後 地位	没年 享年
橋本綱常 1845（弘化2） 福井	—	軍医寮	1872 （明治5） 陸軍省*1	1872 （明治5） 冬学期 1873 （明治6） 夏学期	陸軍省医務局長、博愛社病院長、日本赤十字病院長	1909 （明治42） 63歳
佐藤三吉 1857（安政4） 岐阜	東京大学 1882 （明治15）	東大助手	1883 （明治16） 文部省*2	1883 （明治16） 夏学期～ 1887 （明治20） 夏学期	帝大教授	1943 （昭和18） 85歳
佐藤恒久 1862（文久2） 千葉	帝国大学 1886 （明治19）	—	1887 （明治20） 私費	1887 （明治20） 夏学期 冬学期	順天堂副院長	1907 （明治40） 40歳
島田武次 1862（文久2） 山口	帝国大学 1886 （明治19）	—	1886 （明治19） 私費	1887 （明治20） 夏学期～ 1889 （明治22） 冬学期	二高中教諭	1893 （明治26） 30歳
澤辺保雄 ？ 京都	帝国大学 1888 （明治21）	二高中教諭	1889 （明治22） 私費	1889 （明治22） 冬学期	和歌山病院長、大阪府立医学校院長・校長	1901 （明治34） ？

(2)

氏名 出生年 出生地	出身校 卒業年	留学前 地位	留学年 種別	ベルリン大 在籍期間	帰国後 地位	没年 享年
近藤次繁 1866（慶応元） 長野	帝国大学 1890 （明治23）	帝大助手	1892 （明治25） 私費	1893 （明治26） 冬学期 1894 （明治27） 夏学期	東京帝大 教授	1944 （昭和19） 78歳
甲野泰造 ？ 新潟	帝国大学 1887 （明治20）	長岡病院 外科医長	1893 （明治26） 私費	1893 （明治26） 冬学期 1894 （明治27） 夏学期	甲野病院 開設	1908 （明治41） 48歳
片山芳林 1854（嘉永6） 長野	東京大学 1881 （明治14）	侍医	1894 （明治27） 宮内省派遣	1894 （明治27） 冬学期 1895 （明治28） 夏学期	侍医	1921 （大正10） 67歳
林　曄 1866（慶応2） 東京	帝国大学 1892 （明治25）	帝大助手	1895 （明治28） 私費	1896 （明治29） 冬学期 1897 （明治30） 夏学期	林病院開 設	1944 （昭和19） 78歳
浅原慎次郎 1871（明治4） 東京	一高中 1893 （明治26）	―	1896 （明治29） 私費	1896 （明治29） 冬学期 1897 （明治30） 夏学期	京都帝大 助教授 開業	1937 （昭和12） 66歳
芳賀榮次郎 1864（元治元） 福島	帝国大学 1887 （明治20）	名古屋衛 戍病院長	1896 （明治29） 陸軍省	1896 （明治29） 冬学期～ 1898 （明治31） 夏学期	広島衛戍 病院長、 朝鮮総督 府医学院 京城医専 校長	1953 （昭和28） 88歳
伊藤隼三 1864（元治元） 鳥取	帝国大学 1889 （明治22）	北海道区 立札幌病 院長	1896 （明治29） 私費	1897 （明治30） 夏学期	京都帝大 教授	1929 （昭和4） 65歳

(3)

氏名 出生年 出生地	出身校 卒業年	留学前 地位	留学年 種別	ベルリン大 在籍期間	帰国後 地位	没年 享年
田代　正 1860（安政7） 福井	第一大学 区 医学校 1881 （明治14）	五高教授	1897 （明治30） 文部省	1897 （明治30） 冬学期 1898 （明治31） 夏学期	長崎医専 教授・校 長	1918 （大正7） 58歳
木村孝蔵 1860（万延元） 福井	帝国大学 1883 （明治16）	四高教授	1897 （明治30） 文部省	1897 （明治30） 冬学期 1898 （明治31） 夏学期	金沢医専 教授・大 阪医大教 授	1931 （昭和6） 70歳
関場不二彦 1865（慶応元） 福島	帝国大学 1889 （明治22）	北海病院 長	1898 （明治31） 私費	1898 （明治31） 夏学期	北辰病院 開設	1939 （昭和14） 73歳
三輪徳寛 1859（安政6） 愛知	帝国大学 1886 （明治19）	一高教授	1897 （明治30） 文部省	1898 （明治31） 冬学期 1899 （明治32） 夏学期	千葉医専 教授・校 長、千葉 医大学長 （初代）	1933 （昭和8） 73歳
瀬尾原始 1861（文久元） 新潟	帝国大学 1887 （明治20）	新潟知命 堂院長	1898 （明治31） 私費	1898 （明治31） 冬学期～ 1899 （明治32） 冬学期	知命堂院 長	1930 （昭和5） 69歳
桂　秀馬 1861（文久元） 新潟	帝国大学 1886 （明治19）	侍医	1899 （明治32） 宮内省派遣	1899 （明治32） 夏学期～ 1900 （明治33） 冬学期	侍医	1911 （明治44） 50歳
本堂恒次郎 1865（慶応元） 岩手	帝国大学 1892 （明治25）	陸軍軍医 学校教官	1899 （明治32） 陸軍省	1899 （明治32） 冬学期～ 1901 （明治34） 夏学期	関東都督 府医院長、 軍医学校 長 近衛師団 軍医部長	1915 （大正4） 49歳

氏名 出生年 出生地	出身校 卒業年	留学前 地位	留学年 種別	ベルリン大 在籍期間	帰国後 地位	没年 享年
長野純蔵 1870（明治3） 熊本	帝国大学 1895 （明治28）	台湾総督府医学校教諭、台北医院長、日赤台湾支部医院長	1900 （明治33） 台湾総督府派遣	1900 （明治33） 冬学期	日赤大阪府支部医院長	1925 （大正14） 54歳
井上　力 ？ 埼玉	帝国大学 1888 （明治21）	埼玉県技師	1900 （明治33） 私費	1900 （明治33） 冬学期～ 1902 （明治35） 夏学期	川越病院長	？
猪子止戈之助 1860（万延元） 兵庫	東京大学 1882 （明治15）	京都帝大教授	1901 （明治34） 文部省	1901 （明治34） 冬学期 1902 （明治35） 夏学期	京都手代教授	1944 （昭和19） 83歳
中山森彦 1867（慶応3） 京都	帝国大学 1892 （明治25）	陸軍軍医学校教官	1902 （明治35） 陸軍省	1902 （明治35） 冬学期～ 1903 （明治36） 冬学期	京都帝大福岡医大教授	1957 （昭和32） 89歳
竹山正男 1873（明治6） 新潟	東京帝大 1901 （明治34）	—	1904 （明治37） 私費	1904 （明治37） 冬学期 1905 （明治38） 夏学期	竹山病院長	1936 （昭和11） 62歳
池田廉一郎 1870（明治3） 滋賀	帝国大学 1896 （明治29）	京都府立医学校教授	1904 （明治37） 京都府派遣	1904 （明治37） 冬学期～ 1906 （明治39） 夏学期	新潟医専教授、新潟医大教授・学長	1930 （昭和5） 59歳

氏名 出生年 出生地	出身校 卒業年	留学前 地位	留学年 種別	ベルリン大 在籍期間	帰国後 地位	没年 享年
下平用彩 1863（文久3） 和歌山	帝国大学 1889 （明治22）	金沢医専 教授	1906 （明治39） 文部省	1907 （明治40） 冬学期～ 1909 （明治42） 冬学期	金沢医大 教授	1924 （大正13） 60歳
若林虎吾 1868（慶応4） 徳島	帝国大学 1897 （明治30）	若林病院 長	1909 （明治42） 私費	1909 （明治42） 夏学期～ 1910 （明治43） 夏学期	若林病院 長	1940 （昭和15） 78歳
古賀栄信 1882（明治15） 熊本	愛知県立 医専1907 （明治40）	愛知県立 病院	1909 （明治42） 私費	1909 （明治42） 冬学期	開業	?
鈴木徳男 1863（文久3） 北海道	帝国大学 1890 （明治23）	兵庫県立 神戸病院 長	1911 （明治44） 兵庫県派遣	1911 （明治44） 冬学期	兵庫県立 神戸病院 長	1939 （昭和14） 76歳
野口雄三郎 1881（明治14） 佐賀	五高 1900 （明治33）	公立若松 病院外科 医長	1910 （明治43） 福岡県派遣	1910 （明治43） 夏学期	野口病院 開設	1942 （昭和17） 61歳
秦　勉造 1877（明治10） 福井	東京帝大 1902 （明治35）	札幌病院 長兼外科 医長	1912 （明治45） 私費	1912 （大正元） 冬学期	北海道帝 大教授	1943 （昭和18） 66歳
須藤謙治 ?	東京帝大 1903 （明治36）	長崎医専 教授	1913 （大正2） 私費	1913 （大正2） 冬学期	開業（長 野）	?
大家武夫 ?	仙台医専 1908 （明治41）	―	1913 （大正2） 私費	1913 （大正2） 冬学期	?	?

＊1　陸軍省：明治28（1895）年までは「陸軍官費留学生」、29（1896）～32（1899）年は「陸軍
　　　外国駐在視察員」、33（1900）年以降は「陸軍外国駐在員」。
＊2　文部省：「文部省外国留学生」。

文部省外国留学生[8]

　　明治期148名の医学留学生が文部省から派遣されているが、ベルリン大外
科に学籍登録したのは6名である。

　明治 16（1883）年に派遣された佐藤三吉は、卒業の翌年、帝国大学教授就任を前提としての派遣留学生であった。しかし、30 年に派遣された 5 名の内、4 名は、地方（長崎、金沢、千葉、金沢）の教授陣であり、27 年の高等中学校医学部から、高等学校医学部への変更、34 年の高等学校医学部から医学専門学校への変更、更に、大正 11（1922）年の医科大学への昇格という「医学教育の高等化」を目指した文部省の直轄医学校対策のために、教授陣の学識向上を目指しての派遣であった。

　また、猪子止戈之助のように、京都府医学校教授・校長から新設の京都帝大に移籍した後、派遣された留学生もある。

京都府派遣、福岡県派遣

　明治の 30 年代以降、各地の自治体から、地域の医療向上、公立医学校の教官の学識向上のため 62 名が派遣されている。各地方の財政状況は、大阪府（17 名）、愛知県（10 名）、熊本県（8 名）、京都府（7 名）の数字に示されている。

　ベルリン大学外科に在籍したのは、池田廉一郎（京都府）、鈴木徳男（兵庫県）、野口雄三郎（福岡県）の 3 名である。

陸軍官費留学生・陸軍外国駐在視察員・陸軍外国駐在員[9]

　明治期に 34 名の医学留学生が陸軍省から派遣されているが、ベルリン大外科に学籍登録したのは 4 名である。

　3 名は陸軍軍医部で顕職を軍医総監に昇進しているが、中山森彦は京都帝国大学教授に転身している。

台湾総督府派遣留学生

　明治期に総督府からは台湾 16 名、朝鮮総督府から 4 名、また、関東都督府から 1 名、合計 20 名が派遣されている。目的とするところは、植民地（台湾・朝鮮・関東州）の医療の向上、医学校の充実をはかることであったが、[10]ベルリン大学外科に学籍登録したのは長野純蔵だけである。

　長野は、明治 28（1895）年帝大卒。30 年兵庫県立神戸病院副院長兼外科

部長を経て、31 年台湾総督府台北医院外科部長兼医学校教諭、38 年台北医院長、日赤台湾支部医院長を経て、43 年仏独に総督府より派遣され、43 年冬学期ベルリン大外科に在籍、帰国後は、44 年日赤大阪支部病院長を務めている。

宮内省派遣留学生[11]

明治期に 10 名の侍医が宮内省から侍医の学識向上のため派遣されている。ベルリン大外科に学籍登録したのは、片山芳林、桂秀馬の 2 名である。

片山は、明治 14 年東京大学卒後。外人教師ベルツ（内科）、スクリバ（外科）の助手を経て 16 年助教授、19 年教授に就任した後、21 年宮内省侍医となり、27 年独・墺に派遣され 29 年帰国、大正 3 年侍医頭、8 年退官、宮中顧問官となり、在任中、10 年没している。明治 43 年に刊行した訳書「外科総論」がある。

桂は、明治 19 年帝国大学卒後、助手として、外科医スクリバに師事した後、21 年第一高等中学校教諭を経て、22 年宮内省侍医となり、31 年独に派遣されている。33 年帰国後、侍医寮主事に就任したが、在任中の 44 年没している。

「外科総論」は医学生、医家の指針として広く用いられたものである。

私 費

明治期にドイツへ私費留学した医学生数は 771 名と全体 1,078 名の 72% の大多数を占めている。

明治期ドイツ医学留学生の留学目的についてはすでに記述したが[12]、当時、国内で医師の処遇に「帝大卒の学士」医師と他の医師の間に大きな違いがあり、私費留学生の「学歴格差是正の手段」として「ドクトルを目指しての医学留学生」は大きな比重を占めていた。しかし、ベルリン大学外科留学生 32 名の中で MD（医博）取得者は 2 名だけである。

MD 取得を目的とした留学生が少なかったことは、4 名を除けば、他は全員、「学士」であったためであろう。また、日本の医博取得者も 18 名だけであった。

　私費でベルリン大学外科に在籍した留学生は17名であるが、帰国後、順天堂副院長、甲野病院長、林病院長、北辰病院長、知命堂病院長、若林病院長、野口病院長、と各地の有力病院長に就任している留学生が多いところをみれば、ドクトルを目指してというより、院長業修行のための独留学としたほうが説明の付きそうなことである。

6-3　ドイツ医学の勃興、ドイツ外科の進歩と わが国におけるドイツ外科の確立

　18世紀後半以降はドイツ医学の勃興期と評される世代である。ウィルヒョウの細胞病理学の提唱（1855年）に続き、明治期になって、1869年には、ランゲルハンスによる膵臓のランゲルハンス島細胞の発見、1870年には、フリッシュ、ヒティッヒによる大脳皮質の運動中枢が発見されている。細菌学領域においては、1876年コッホによる脾脱疽菌の発見に始まり、淋菌［1879年：ナイサー］、腸チフス菌［1880年：エーベルト］、結核菌［1882（明治15）年：コッホ］、ジフテリア菌［1883年：クレーブス］、破傷風菌［1884年：ニコライエル］、脳脊髄膜炎球菌［1887（明治21）年：ワイクセルバウム］、腸炎菌［1888年：ゲルトナー］、インフルエンザ桿菌［1892年：パイフェル］の発見と輝かしい成果が報告された。1895年、レントゲンによるX線の発見は、診断学の革命的進歩をもたらしたことである。

　外科領域・関連領域においても、表6-3に示したように数多くの技法が開発された。これらの成果は当時数多く刊行されていた医学雑誌の記事としてわが国に紹介されているが、帰国後の留学生の著作（表6-4）、また、講演・講義を通じて、わが国に伝播されて行ったことは想定されることである。

　加えて、明治32（1899）年の第1回日本外科学会会長佐藤三吉東京帝大教授以来、明治期における会長のほとんどはベルリン大学外科留学生であること[13]をみると（表6-5）、明治末期～大正初期、20世紀初頭に、わが国の外科がドイツ式外科として確立されたことはきわめて明確である。

表6-3   明治期におけるドイツ外科の進歩

1869（明治2）	シモン：初めて腎摘手術成功
1873（明治6）	エスマルヒ：四肢手術における虚血法考案
1877（明治10）	ニッシェ：膀胱鏡開発
1878（明治11）	ホルツマン：直腸癌の最初の切除
1880（明治13）	ミクリッツ−ラデッキ：胃鏡開発
1882（明治15）	ランゲンベック：初めて胆嚢摘出術に成功
1886（明治19）	シンメルブッシュ：高圧蒸気滅菌器創製
1888（明治21）	ヒッペル：角膜移植に成功
1889（明治22）	フュールブリンゲル：手指消毒法開発
1891（明治24）	クインケ：腰椎穿刺法開発
1893（明治26）	クラウゼ：クラウゼ植皮術を提唱
1895（明治28）	レーン：心臓損傷の縫合に成功
	キルスタイン：直達喉頭鏡検法開発
1897（明治30）	キリアン：気骨支鏡検査法開発
1898（明治31）	ビール：腰椎麻酔法開発
1904（明治37）	ザウエルブルック：開胸手術施行
1905（明治38）	アインホルン：ノボカイン（局所麻酔薬）開発
	ブラウン：局所麻酔のアドレナリン添加法を開発
	ガレ：甲状腺切除に成功
1908（明治41）	トレンデレンブルグ：肺動脈の塞栓摘出に成功
1909（明治42）	ブラウアー：人工気胸術、胸郭形成術を肺結核に応用
	キルシュナー：骨折治療の「キルシュナー鋼線牽引法」を発案
1913（大正2）	リンデマン：注射器による輸血に成功

表6-4   ベルリン大学外科留学生の帰国後の主な著作・伝記 (1)

橋本綱常	［著書］	外科手術摘要（大平周禎記）陸軍軍医学会文庫、明治27
	［校閲］	伝染六病論（田中畊夫編訳）天然堂、明治25
	［伝記］	橋本綱常先生（日本赤十字病院編）日本赤十字病院、昭和11
		初代日本赤十字病院長橋本綱常と赤十字（松平永芳術）景岳会、昭和52
		橋本綱常博士の生涯　博愛社から日赤へ−建設期の赤十字（松平永芳）福井市郷土歴史博物館、昭和52
佐藤三吉	［校閲］	外科各論　巻之1、2（寺田織尾）金原寅作、明治28
	［伝記］	佐藤三吉先生伝　佐藤三吉先生記念出版会、昭和36
近藤次繁	［校閲］	鬱血療法（松本貞春）医学書院、明治40
		外科診断学各論　上巻、下巻（山村正雄）医学書院、明治40
		近世外科総論　上中下3巻（レキセル、山村正雄記）南山堂書店、明治41
芳賀榮次郎	［著書］	銃創論講義　南江堂、明治41
	［校補］	臨床排泄物検査新論（三本松清吉編）南江堂、明治37

関場不二彦	［著書］	腹膜結核及剖腹術　吐鳳堂書店、明治 40
		腹蓋及腹膜の外科　吐鳳堂書店、大正 5
		西医学東漸史話　上下巻（関場不二彦）昭和 9
		徳川時代の蘭学者を追悼す（関場不二彦）昭和 9
	［自伝］	我二十年　獺祭魚書店、大正 2
三輪徳寛	［著書］	一般救急法　博文館、明治 40
		学校家庭体格検査法　政教社出版部、明治 41
		三輪外科叢書 15 巻　臨時 3 巻　吐鳳堂書店、明治 42〜大正 4
		三輪外科診断及療法 12 巻　増刊 3 巻　克誠堂書店、大正 14〜15
		三輪珍談百選　鳳鳴堂書店、昭和 8
桂　秀馬	［著書］	外科講話　博文館、明治 41
	［訳書］	外科総論（ア・クリュツヘ）金原商店、明治 43
池田廉一郎	［伝記］	父池田廉一郎の生涯と其時代（池田苗夫）日本医事新報 2262〜3 号、昭和 42

表 6‐5　日本外科学会総会会長の留学歴

回次（年）	会長名	職		留学先	留学年
第 1 回（明治 32）	佐藤三吉	東京帝大教授	独	ベルリン大	16〜20 年
第 2 回（明治 33）	佐藤　進	陸軍軍医総監	独	ベルリン大（卒）	2〜7 年
第 3 回（明治 34）	橋本綱恒	陸軍軍医総監	独	ベルリン大	5〜6 年
第 4 回（明治 35）	高木喜寛	海軍軍医総監	英	セント・トーマス医科大学	27〜32 年
第 5 回（明治 36）	宇野　朗	東京帝大教授	独	ベルリン大	22〜25 年
第 6 回（明治 38）	猪子止戈之助	京都帝大教授	独	ベルリン大	34〜35 年
第 7 回（明治 39）	大森治豊	京都帝大福岡医大教授	欧米出張		31 年 4 月〜11 月
第 8 回（明治 40）	伊藤隼三	京都帝大教授	独	ベルリン大	30 年
第 9 回（明治 41）	近藤次繁	東京帝大教授	独	ベルリン大	26〜27 年
第 10 回（明治 42）	田代義徳	東京帝大教授	独	ベルリン大整形外科	33〜37 年
第 11 回（明治 43）	木村孝蔵	大阪高等医学校教授	独	ベルリン大	30〜31 年
第 12 回（明治 44）	芳賀榮次郎	陸軍軍医総監	独	ベルリン大	29〜31 年
第 13 回（明治 45）	本多忠夫	海軍軍医総監	独	ベルリン大制度・医学研究	31〜33 年
第 14 回（大正 2）	三宅　速	九州帝大教授	独	ハイデルベルク大・ブレスラウ大	31〜33 年
第 15 回（大正 3）	三輪徳寛	千葉医専教授	独	ベルリン大など各地視察	30〜32 年

＊留学年は明治。

おわりに

　明治 5（1870）年、日本政府は、医学の近代化を図るためドイツ医学採用を決定した。

　本稿においては、ドイツ式外科がわが国に導入・確立されたかを理解するために、明治期のベルリン大学外科教授の紹介と日本人留学生の動向について記載した。しかし、当時の日本外科学会会長のほとんどはベルリン大学外科留学生であった事実をみれば、ベルリン大学式外科がわが国に導入・確立されたと言えることかも知れない。

文　献

⑴　仲曽根玄吉：明治政府によるドイツの法学および医学の採用．有斐閣学術センター．平成 23

⑵　Lexicon Japans Studierende-Lisstensicht.　ベルリン州立図書館東洋部資料

⑶　国立教育会館編（代表：手塚 晃）：幕末明治海外渡航者総覧．全 3 巻、柏書房、平成 4

⑷　泉孝英：日本近現代医学人名事典　1868-2011．医学書院、平成 24

⑸　本書第 5 章．

⑹　小田俊郎：1885-9 年頃のベルリン大学シャリテー．近代ドイツ医学の百年 57 頁、創元社、昭和 43

⑺　森川潤：19 世紀後半のベルリン大学医学部教授スタッフ．作陽学院紀要 20(1)：13、昭和 62

⑻　辻直人：近代日本海外留学の目的変容―文部省留学生の派遣実態について．東信堂、平成 22

⑼　陸軍軍医団編：陸軍衛生制度史．小寺 昌、大正 2．2 巻 陸軍軍医団、昭和 3

⑽　泉孝英：外地の医学校．メディカルレビュー社、平成 21

⑾　岡田和一郎：黎明期の日本医学．東亜公論社、昭和 16

⑿　本書第 4 章．

⒀　日本外科学会 100 年史．日本外科学会、平成 12

第7章

ベルリン大学病理学教室に留学した
日本人留学生

はじめに

　明治3（1870）年、日本政府は、医学の近代化を図るためドイツ医学の採用を決定した。[1] ドイツ医学の普及は、まず、大学東校（→第一大学区医学校→東京医学校→東京大学医学部→帝国大学医科大学→東京帝国大学医科大学）における招聘ドイツ人医師による医学教育から開始されたが、やがて、多くの医学留学生がドイツに赴き、帰国後、学んだ医学知識をわが国に伝搬する方策が、わが国におけるドイツ医学普及の根幹となって行った。

　明治期［明治3（1870）年から第一次世界大戦勃発の大正3（1914）年］、1000名以上の日本人留学生がドイツに留学したが、もっとも数多くの留学生が学んだのはベルリン大学（正式名称：KniglichFriedrich-Wilhelm-UniversittzuBerlin 王立フリードリッヒ・ヴィルヘム・ベルリン大学）である。この時期のベルリン大学内科、外科の教授陣と日本人留学生については、すでに報告した。[2][3]

　第7章においては、この期間のウィルヒョウ、オルト、2名の病理解剖学講座担当教授とハンゼマン教授の3教授の紹介とともに、23名の日本人留学生の帰国後の動静などについて記載することとしたい。[4]

7-1　ベルリン大学病理解剖学教授

ウィルヒョウ教授（Rudolf Ludwig Karl Virchow）
出生・出身地：1821（文政4）年10月13日、シーフェルバイン（ポンメルン地方、プロイセン王国：現ポーランド）

没・享年・没地：1902（明治35）年9月5日
（81歳）、ベルリン（ドイツ帝国）

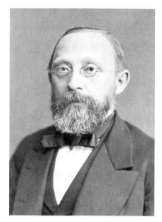

　ベルリンのプロイセン陸軍士官学校、1843
年医博、47年ベルリン大病理解剖学講師、
49年ヴュルツブルク大病理学教授、56年ベ
ルリン大病理解剖学・病理教授、62年プロ
イセン下院議員、1902年在職中没。

　ヴュルツブルク大時代の著書「細胞病理学
（1855）」において、いかなる病理組織も病的
細胞の増殖（細胞分裂）によって生じたもの
であることを明らかにし、「すべての細胞は細胞から」という学説を樹立し
た。また、白血病の発見者としても知られ、ベルリン大学時代、多くの優れ
た病理学者を輩出した。しかし、政治に関心を抱くようになり、自由党の国
会議員としてビスマルクに強く反対、反ユダヤ主義でも知られた他、人類学、
考古学への関心を深めるようにもなった。また、晩年は自説を譲歩すること
なく主張したので、いくつかの過ちをおかすことにもなり、「医学の教皇」
と呼ばれたが、多くの人を悩ませることにもなった。ハンス・ウィルヒョウ
（人類学、解剖学：ベルリン大教授）は長男。

オルト教授（Johannes Orth）

出生・出身地：1847（弘化4）年1月14日、
ヴァルマロート（プロイセン王国）
没・享年・没地：1923（大12）年2月13日
（76歳）、ベルリン（ドイツ帝国）

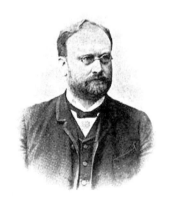

　ハイデルブルク大、ヴュルツブルク大、ボ
ン大に学び、ボン大助手、1892年教授資格
取得、ベルリン大助手（病理解剖：ウィル
ヒョウ教授）、78年ゲッチンゲン大教授、
1902年ベルリン大教授（ウィルヒョウ教授の
後任）、18年引退・講師。

感染症、特に結核と心内膜炎の病理で知られる他、新生児黄疸、核黄疸研究の先駆者として知られた。

ハンセマン教授（David Paul von Hansemann）

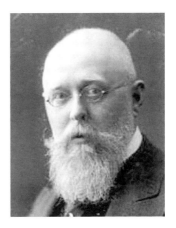

出生・出身地：1858（弘化4）年9月5日、オイピン（ベルギー王国）

没・享年・没地：1920（大9）年8月28日（61歳）、ベルリン（ドイツ共和国）

　ベルリン、キール、ライプッヒの大学で医学を学んだ後、9年間、ベルリン大学助手（病理解剖：ウィルヒョウ教授）、1890年病理解剖学の教授資格取得、97年教授、1907年フリードリッヒ市立病院解剖部長、第一次世界大戦中は陸軍病理医として従軍した。14年名誉教授。

7-2　ベルリン大学病理に学籍登録した日本人医学留学生

　この時期、ベルリン大学に学籍登録し、病理学を履修したことが確認されている日本人医学留学生は23名（表7-1）であるが、帰国後の動静について記載する。

表7-1　明治期［1872（明治5）年～1914（大正3）年］ベルリン大学病理学教室に在籍した日本人留学生 (1)

氏名 出生年 出生地	出身校 卒業年	留学前 地位	留学年 種別 （派遣元）	留学先 教授 在籍期間	帰国後 地位 （専門）	没年 享年
相良元貞 1841 （天保12） 肥前 （佐賀）	—	大阪医学校	1870 （明治3） 大学東校	ベルリン大 ウィルヒョウ教授 1871（明治4） 冬学期～ 1874（明治7） 夏学期	帰国後逝去	1875 （明治8） 34歳

(2)

氏名 出生年 出生地	出身校 卒業年	留学前 地　位	留学年 種　別 (派遣元)	留学先 教授 在籍期間	帰国後 地　位 (専門)	没年 享年
新藤二郎 1857 (安政4) 三河 (愛知)	東京大学 1879 (明治12)	―	1879 (明治12) 文部省	ベルリン大 ウィルヒョウ教授 1879 (明治12) 冬学期	松山医学 校長	1928 (昭和3) 71歳
三浦守治 1857 (安政4) 陸奥 (福島)	東京大学 1881 (明治14)	東京大学 助手	1882 (明治15) 文部省	ライプツィヒ大 コーンハイム教授 1882 (明治15) 冬学期 1883 (明治16) 夏学期 ベルリン大 ウィルヒョウ教授 1883 (明治16) 冬学期 1884 (明治17) 夏学期	帝大教授 (病理学)	1916 (大正5) 59歳
隈川宗雄 1858 (安政5) 陸奥 (福島)	東京大学 1883 (明治16)	大学御用 掛	1884 (明治17) 私費	ベルリン大 ウィルヒョウ教授 1884 (明治17) 夏学期〜 1887 (明治20) 冬学期	帝大教授 (医化学)	1918 (大正7) 60歳
佐々木政吉 1855 (安政2) 江戸 (東京)	大学東校 1879 (明治12)	―	1880 (明治13) 私費	ベルリン大 ウィルヒョウ教授 1884 (明治17) 夏学期	帝大教授 (内科)	1939 (昭和14) 84歳
村田謙太郎 1862 (文久3) 陸奥 (福島)	東京大学 1884 (明治17)	東京大学 助教授	1888 (明治21) 文部省	ベルリン大 ウィルヒョウ教授 1888 (明治21) 冬学期	帝大教授 (皮膚病 学・微毒 学)	1892 (明治25) 29歳
山極勝三郎 1862 (文久3) 信濃 (長野)	帝大 1887 (明治20)	帝大助教 授	1891 (明治24) 文部省	ベルリン大 ウィルヒョウ教授 1891 (明治24) 冬学期〜 1893 (明治26) 冬学期	帝大教授 (病理・ 病理解剖 学)	1930 (昭和5) 67歳

氏名 出生年 出生地	出身校 卒業年	留学前 地　位	留学年 種　別 (派遣元)	留学先 教授 在籍期間	帰国後 地　位 (専門)	没年 享年
猪子止戈之助 1860 (万延元) 但馬 (兵庫)	東京大学 1882 (明治15)	京都府医学 校校長	1892 (明治25) 京都府	ベルリン大 ウィルヒョウ教授 1892 (明治25) 夏学期〜 1893 (明治26) 夏学期	京都帝大 教授 (外科)	1944 (昭和19) 83歳
入沢達吉 1865 (慶応元) 越後 (新潟)	帝大 1889 (明治22)	—	1890 (明治23) 私費	ベルリン大 ウィルヒョウ教授 1892 (明治25) 冬学期 1893 (明治26) 夏学期	東京帝大 教授 (内科)	1938 (昭和13) 73歳
藤浪　鑑 1870 (明治3) 愛知	帝大 1895 (明治28)	大学院	1896 (明治29)	ベルリン大 ウィルヒョウ教授 1896 (明治29) 冬学期〜 1897 (明治30) 冬学期 シュトラスブルク大 レックリングハウ ゼン教授 1898 (明治31) 夏学期〜 1899 (明治32) 夏学期 フライブルク大 アショフ教授 1900 (明治33) 夏学期	京都帝大 教授 (病理)	1934 (昭和9) 65歳
谷口　謙 1856 (安政3) 江戸 (東京)	大学東校 1891 (明治14)	海軍省医務局副課員 (一等軍医)	1896 (明治29) 陸軍省	ベルリン大 ウィルヒョウ教授 1897 (明治30) 夏学期〜 1899 (明治32) 夏学期	第5師団 軍医部長 (軍医監)	1920 (昭和4) 73歳

氏名 出生年 出生地	出身校 卒業年	留学前 地位	留学年 種別 (派遣元)	留学先 教授 在籍期間	帰国後 地位 (専門)	没年 享年
佐多愛彦 1871 (明治4) 鹿児島	県立鹿児島医学校 1888 (明治21)	府立大阪医学校教諭	1897 (明治30) 大阪府	ベルリン大 ウィルヒョウ教授 1897 (明治30) 冬学期	大阪府立医学校長 府立大阪医大学長 官立大阪医大学長 (病理学)	1950 (昭和25) 78歳
渡辺　雷 1860 (万延元) 下総 (千葉)	帝大 1891 (明治24)	福島病院長	1898 (明治31) 私費	ベルリン大 ウィルヒョウ教授 1899 (明治32) 夏学期〜 1900 (明治33) 冬学期	日赤滋賀支部病院長 (内科)	1915 (大正4) 55歳
沢田敬義 1873 (明治6) 東京	東京帝大 1899 (明治32)	―	1900 (明治33) 私費	ベルリン大 ウィルヒョウ教授 1900 (明治33) 冬学期〜 1901 (明治34) 冬学期	新潟医大教授 (内科)	1952 (昭和27) 78歳
山碕　幹 1862 (文久2) 尾張 (愛知)	帝大 1887 (明治20)	金沢医専教授	1902 (明治35) 文部省	ベルリン大 ウィルヒョウ教授 1902 (明治35) 夏学期	金沢病院長 (内科)	1927 (昭和2) 65歳
角田　隆 1875 (明治8) 京都	京都府医学校 1896 (明治29)	京都府立医専教諭	1908 (明治41) 京都府	ベルリン大 オルト教授 ハンゼマン教授 1908 (明治41) 冬学期〜 1909 (明治42) 冬学期	京都府立医大教授・学長 (病理)	1970 (昭和45) 94歳
吉田担蔵 1875 (明治8) 兵庫	三高 1899 (明治32)	台湾医学校助教授	1907 (明治40) 台湾総督府	ベルリン大 オルト教授 ハンゼマン教授 1908 (明治41) 冬学期 1909 (明治42) 夏学期	台湾医専教授 (内科)	1954 (昭和29) 79歳

氏名 出生年 出生地	出身校 卒業年	留学前 地　位	留学年 種　別 (派遣元)	留学先 教授 在籍期間	帰国後 地　位 (専門)	没年 享年
杉村七太郎 1879 (明治 12) 静岡	東京帝大 1905 (明治 38)	東京帝大 外科助手	1909 (明治 42) 文部省	ベルリン大 ハンゼマン教授 1909（明治 42） 夏学期〜 1910（明治 43） 夏学期	東北帝大 教授 (外科)	1960 (昭和 35) 80 歳
涌島雅蔵	東京帝大 1905 (明治 38)	―	1909 (明治 42) 私費	ベルリン大 オルト教授 1909（明治 42） 冬学期 1910（明治 43） 夏学期	千葉医専 教授 (小児科)	1919 (大正 8)
田中筠彦 1873 (明治 6) 鳥取	東京帝大 1901 (明治 34)	呉海軍病 院付軍医 少監	1909 (明治 42) 海軍省	ゲッチンゲン大 カウフマン教授 1910（明治 43） 夏学期〜 1911（明治 44） 夏学期 ベルリン大 オルト教授 1911（明治 44） 冬学期	海軍兵学 校軍医長	1923 (大正 12) 50 歳
福士政一 1878 (明治 11) 山口	東京帝大 1906 (明治 39)	仙台医専 講師	1910 (明治 43) 私費	ベルリン大 オルト教授 1910（明治 43） 冬学期〜 1911（明治 44） 冬学期	日本医大 教授 (病理)	1956 (昭和 31) 78 歳
秦　勉造 1877 (明治 10) 福井	東京帝大 1902 (明治 35)	札幌病院 院長	1912 (明治 45) 私費	ベルリン大 オルト教授 1912（大正元） 冬学期	北海道帝 大教授・ 学長 (外科)	1943 (昭和 18) 66 歳
村田宮吉 1884 (明治 17) 山形	大阪府立 高等医学 校 1906 (明治 39)	南満医学 堂教授	1913 (大正 2) 満鉄派遣	ベルリン大 オルト教授 1913（大正 2 ） 冬学期 1914（大正 3 ） 夏学期	大阪帝大 教授 (病理)	1934 (昭和 9) 49 歳

　留学第1号は、明治3（1870）年12月に大学東校より派遣された相良元貞で、4年冬学期から7年夏学期まで登録している。この間、病理解剖中に結核に感染、ライプッヒ大留学をへて8年5月に帰国、10月逝去している。

相良　元貞（さがら・げんてい／もとさだ）

天保12（1841）年〜明治8（1875）年、34歳没。肥前（佐賀）

藩校弘道館から藩医学校好生館に進み、文久3年（1863）幕府医学所、慶応元年（1865）佐倉順天堂にて佐藤尚中に学ぶ。明治2（1869）年大学東校中助教兼大寮長、3年2月大阪医学校。独留学：東校派遣（明治政府第1回派遣留学生）、12月渡航、4年冬学期〜7年夏学期ベルリン大在籍（病理学：ウィルヒョウ教授）、病理解剖時に結核感染、7年冬学期ライプチヒ大に転学後、発病、大学病院に入院、8年6月帰国。10月逝去。ライプチヒ大学病院に入院中にベルツ（内科、東京医学校の外人教師）と出合い、ベルツ訪日の契機を作った。相良知安（ドイツ医学のわが国への導入者）の弟。［伝記］相良元貞（相良知安の弟）のドイツ医学留学の足跡（相良隆弘：日本医史学会雑誌61巻1号、平成27）

　第2号の新藤二郎も、明治12年11月、第1回文部省貸費留学生として渡独、病気発病のため、13年2月帰国、療養生活を余儀なくされている（本書41頁参照）。

　帰国後、留学の成果を生かすことができたのは、明治15年2月文部省官費留学生として派遣され、ライプツィヒ大在籍の後、16年夏学期ベルリン大学に学生登録した三浦守治以降の留学生であった。

7-3　病理学の領域で留学の成果を示した留学生

　帰国後、病理学の教授に就任したのは、三浦守治、山極勝三郎（本書 110 頁参照）、佐多愛彦、藤浪鑑（本書 85 頁参照）、角田隆、福士政一、村田宮吉の 7 名である。経歴の概要を記載しておきたい。

三浦 守治（みうら・もりじ／もりはる）
安政 4（1857）年〜大正 5（1916）年、62 歳没。陸奥（福島）
旧姓村田。明治 14（1881）年 7 月東大卒。5 月御用掛・内科助手。独留学：文部省海外留学生（病理学・病理解剖学）、15 年 2 月派遣、15 年冬学期・16 年夏学期ライプチヒ大在籍、16 年冬学期・17 年夏学期ベルリン大在籍（病理学：ウィルヒョウ教授）、[MD] ベルリン大：Beiträge zur Kenntnis der Gallencapillaren（1884／明 17）、20 年 3 月帰国。3 月東京帝大教授（病理学病理解剖学）、26 年 9 月（第 1 病理）。欧米出張（病理学研究）：35 年 5 月渡航〜36 年 3 月帰国。43 年 2 月休職、45 年 2 月停年退官。退官後、開業。大正 5（1916）年 2 月逝去。わが国最初の病理専任教授。脚気の研究で知られる。明治 20 年脚気病調査委員。38 年陸軍省御用掛として日露戦争の際、戦地に出張、脚気病調査に従事した。明治 39 年学士院会員。三浦琴堂（尺八琴古流家元）は弟。[医博] 東京帝大：評議会推薦（明治 24）[著書] 脚気治療法（述：明治 30）、脚気之病理 巻之 1 〜 3（明治 32）[編著] 剖検法（明治 27）

佐多 愛彦（さた・あいひこ）
明治 4（1871）年〜昭和 25（1950）年、78 歳没。鹿児島
明治 21（1888）年県立鹿児島医学校卒。23 年 9 月東京帝大選科入学、外科学（佐藤三吉教授）、病理学（三浦守治教授）を修得、26 年 5 月市立富山病院当直員、27 年 3 月府立大阪医学校教諭（病理学）。独留学：大阪府派遣、30 年 5 月渡航、30 年冬学期ベルリン大在籍、フライブルク在留（病理学）、33 年 7 月帰国。帰国後、35 年 3 月大阪府立医学校長兼病院長、36 年 9 月大阪府立高等医学校（昇格）、40 年 10 月大阪血清療院創立。欧米出張（各国の医

育制度取調）：45 年 7 月〜大正 2 年 6 月。大正 3 （1914）年 10 月府立大阪医
大学長（昇格、専門学校令）、6 年 2 月竹尾結核研究所開設、所長。8 年 11
月官立大阪医大学長兼教授、13 年 5 月辞任。大阪・堂島北町にて開業。わ
が国における結核研究組織の確立者。明治 38 年大阪高等医学校に肺癆科
（わが国最初の臨床結核講座）を設置、科長となり大正 6 年開設の竹尾結核研
究所長を兼ねて基礎・臨床両面より結核研究を進めた。また、長く校長・学
長を務め、今日の阪大の基礎を作り上げた功績は大きい。昭和 5 （1930）年
第 8 回日本医学会会頭。［医博］東京帝大：肺癆に於ける混合感染の意義
（明治 33）［著書］病理組織及黴菌類顕微鏡的研究法（明治 26）、医育論（明
治 35）、病理学纂録（明治 45）、府立大阪医科大学成立之由来（大正 4）、校
舎の窓より（大正 3）、大阪医科大学を去るに臨みて（大正 13）、大学教授と
内職（大正 13）［伝記］佐多愛彦先生伝（高梨光司：昭和 15）

角田　隆（つのだ・たかし）
明治 8 （1875）年〜昭和 45 （1970）年、94 歳没。京都
明治 29 （1896）年 8 月京都府医学校卒。30 年 9 月京都府立療病院医員、31
年 3 月東京帝大病理（三浦守治教授）にて研究、5 月京都府医学校助教諭、
34 年 4 月教諭（初代、病理）、36 年 6 月京都府立医専教諭。独留学：京都府
派遣、41 年 8 月渡航、9 月到着、41 年冬学期〜42 年冬学期ベルリン大在籍
（病理学：オルト教授、ハンセマン教授）、43 年 10 月帰国。帰国後、大正 3
（1914）年 4 月教授、12 年 3 月京都府立医大教授、学長代理（昭和 7 年 6 月〜
8 年 1 月）、学長（11 年 7 月〜8 年 1 月）、昭和 14 （1939）年 8 月定年退職。
退職後、京都府立医大講師（14 年 8 月〜18 年 10 月）。角田道男（薬理学、日
本医大教授）は長男。［医博］京都帝大：日本住血吸虫卵子に因る結核様結
節（明治 44）［著書］病理組織学（明治 35）、吾輩は結核黴菌である（大正 8）、
癌の早期診断及治療学（大正 9）、臨牀上ニ必要ナル化学的病理学（大正 10）

福士 政一（ふくし・まさいち）
明治 11 （1878）年〜昭和 31 （1956）年、78 歳没。山口
旧姓尾畑。明治 39 （1906）年 12 月東京帝大卒。第 2 病理入室（山極勝三郎教

授）・41 年 7 月助手、43 年 1 月仙台医専講師、休職、9 月復帰、10 月退職。
独留学：私費、43 年 11 月渡航、43 年冬学期〜44 年冬学期ベルリン大在籍
（病理学：オルト教授）、44 年 3 月助手、欧州諸国を視察の後、大正 3（1914）
年 2 月帰国。帰国後、3 月金沢医専教授、5 年 2 月退官。東京帝大病理にて
研究従事、7 年 12 月講師。5 年 9 月日本医専教授、昭和 2（1927）年 4 月
日本医大教授、18 年 10 月退職。この間、日本歯科医専教授（大正 5 年 10 月
〜昭和 20 年 3 月）、泉橋慈善病院病理科部長（大正 8 年 1 月〜昭和 8 年 6 月）、
また、東洋女子歯科医専教授などを兼任した。病理学の研究・教育に貢献し
たが、奇術、馬術、日本画と多趣味であった。福地勝也（病理学、日本医大
教授）は長男。［医博］東京帝大：梅毒性大動脈炎の病理組織学的変化（大
正 4）［著書］近世臨牀血液病学（大正 7）、産婆・看護婦に必要なる生理解
剖学（昭和 3）

村田　宮吉（むらた・みやきち）
明治 17（1884）年〜昭和 14（1934）年、49 歳没。山形
明治 39（1906）年大阪府立高等医学校卒。44 年 9 月南満医学堂教授。独留
学：満鉄派遣、大正 2（1913）年 5 月渡航、2 年冬学期・3 年夏学期ベルリ
ン大在籍（病理：オルト教授）、3 年夏学期フライブルク大在籍（病理：ア
ショフ教授）、8 月大戦勃発のためロンドンに退去、4 年 9 月帰国。在独中
3 年 3 月大阪府立高等医学校教授（第 1 病理）、4 年 10 月府立大阪医大教授
（専門学校令）、8 年 11 月大阪医大教授（大学令）、昭和 6（1931）年 5 月大阪
帝大教授、9 年 3 月在任中逝去。内分泌学研究の先駆者。［医博］京都帝
大：コレステリン型動脈硬変と甲状腺（大正 9）

7-4　基礎医学領域において留学の成果を示した留学生

隈川　宗雄：明治 23（1890）年帰国。24 年 4 月、帝大初代医化学教授に就任。
東京帝大医科大学長、41 年学士院会員、在任中、大正 7（1918）年逝去（60
歳）。

7-5 臨床領域において留学の成果を示した留学生

佐々木 政吉（内科）：明治 18（1885）年 12 月帰国、東京大学講師、19 年 3 月内科教授（日本人内科教授第 1 号）、ベルツに代わり診断学を担当した。日本人における最初の十二指腸虫を発見。

村田 謙太郎（皮膚病学黴毒学）：留学中罹病し明治 23（1890）年 3 月帰国、帝大講師（皮膚病学黴毒学担当）、24 年 4 月初代教授、25 年 6 月逝去（29 歳）。

猪子 止戈之助：明治 27（1894）年 12 月帰国、京都府医学校校長に復職、32 年 7 月京都帝大外科初代教授。昭和 19（1944）年逝去（83 歳）。

入沢 達吉（内科）：明治 27（1894）年 2 月帰国、3 月宮内省侍医局、5 月東京・日本橋にて開業、28 年 10 月帝大助教授、30 年 4 月兼東京市養育院、5 月兼駒込病院、34 年 5 月東京帝大教授（ベルツの後任、初代第 2 内科）、大正 9（1920）年 12 月兼宮内省御用掛、13 年 6 月兼侍医頭（大正天皇の治療を担当）、附属医院長、医学部長、14 年 1 月停年退官、侍医頭専任、昭和 2（1927）年 9 月退任、昭和 13 年逝去（73 歳）。

谷口 謙（陸軍軍医・内科）：明治 22（1889）年 11 月帰国、第 3 師団軍医部長、日清戦争従軍、軍医監、第 4 師団軍医部長、日露戦争従軍、第 5 師団軍医部長、40 年 11 月予備役編入。昭和 4（1929）年逝去（73 歳）。

渡辺 雷（内科）：明治 34（1901）年 5 月帰国。12 月山口県病院内科部長、38 年 4 月山口県立病院長、42 年日赤滋賀支部病院長、在職中、大正 4（1915）年逝去（54 歳）。

沢田 敬義（内科）：明治 36（1903）年 6 月帰国。新潟県竹山病院内科医長、43 年 4 月新潟医専教授、附属病院長、大正 11（1922）年 4 月新潟医大教授、14 年 3 月学長（～昭和 6 年 2 月）、昭和 9（1934）年 3 月定年退官、昭和 27 年逝去（78 歳）。

山碕 幹（内科）：明治 37（1904）年 5 月帰国、7 月金沢病院医長、38 年病院長、42 年 4 月県立金沢病院長、大正 6（1917）年 8 月退職、金沢市内にて開業、昭和 2（1927）年逝去（65 歳）。

吉田 担蔵（内科）：明治 42（1909）年 12 月帰国。43 年 2 月台湾医学校教授

兼医院院長、大正 8（1919）年 4 月台湾総督府医専教授、9 年 3 月兼日赤台湾支部病院副院長兼内科部長、11 年 9 月退官。台北市にて開業。戦後、引揚。昭和 29（1954）年逝去（79 歳）。

杉村　七太郎（外科）：明治 45（1912）年 5 月帰国、新潟医専教授、大正 5（1916）年 1 月東北帝大教授、附属医院長、昭和 16（1941）年 3 月停年退官。聖路加国際病院、同愛記念病院、20 年 3 月秋田県立女子医専教授、23 年 3 月秋田県立病院長、28 年 12 月東北労災病院長、32 年 5 月退職。35 年逝去（80 歳）。

涌島　雅蔵（小児科）：明治 45（1912）年 3 月帰国。東京にて開業、大正 6（1917）年 9 月千葉医専教授（初代小児科）、8 年 2 月急逝。

田中　筠彦（海軍軍医、内科）：明治 45（1912）年 6 月帰国。海軍軍医学校教官、大正 7（1918）年 12 月第二艦隊軍医長、9 年 12 月海軍兵学校軍医長、侍医寮御用掛（高松宮海軍軍医学校入学のため）、在任中、12 年 6 月逝去、海軍軍医少将に昇進（50 歳）。

泰　勉造（外科）：大正 3（1914）年 7 月帰国。札幌病院院長、10 年 5 月北海道帝大教授（初代第 1 外科）・医学部長（初代）、14 年 10 月退官。札幌市内にて開業、昭和 6（1931）年 5 月東京・同愛記念病院副院長兼外科部長、在職中、18 年 7 月逝去（66 歳）。

おわりに

　明治期におけるベルリン大学病理学講座を担当した 3 教授の紹介、日本人留学生の概要とともに、帰国後の留学生の動静について記載した。

　帰国後、病理学教授に就任した留学生がわが国における病理学の進展に大きな役割を果たしたことは、ベルリン大学病理留学生が日本病理学会（明治 44 年設立）会長を第 1 回（明治 44 ／ 1911 年）から第 7 回（大正 6 ／ 1917 年）までの 7 年間務めたことに示されている（第 1 回、第 2 回、第 4 回、第 5 回：山極勝三郎、第 3 回：藤浪鑑、第 6 回：長与又郎、第 7 回：佐多愛彦）。

　また、注目すべきことは、臨床を中心に、病理学以外の領域において、わが国における医学・医療の進展に大きな役割を果たした留学生を輩出したこ

とである。

文　献

⑴　仲曽根玄吉：明治政府によるドイツの法学および医学の採用．有斐閣学術センター、
　　平成 23

⑵　本書第 5 章．

⑶　本書第 6 章．

⑷　森川潤：十九世紀後半のベルリン大学医学部教授スタッフ．作陽学院紀要 20(1)13、
　　昭和 62

⑸　Lexicon Japans Studierrende-Listensicht.　ベルリン州立図書館東洋部資料

⑹　泉孝英：日本近現代医学人名事典．医学書院、平成 24

第8章

第一次世界大戦・第二次世界大戦の大戦間にベルリン大学に留学した日本人留学生

　明治の初年、当時、世界の医学の中心であるドイツへ留学した日本人留学生が、帰国後、わが国の医学の近代化において大きな役割を果たしたことは周知の事実である[1][2][3][4]。以後も第一次世界大戦の勃発（大正4／1915年）まで、医学留学生のほとんどはドイツを目指した（表8-1）[5]。しかし、20世紀、明治後期〜大正期になると、世界的には、ドイツ医学から、アメリカ医学の時代に移り始めた。ドイツからアメリカへの留学が増加しはじめ、「アメリカからドイツ」から「ドイツからアメリカ」への留学面での逆流が起こっていた[3]。

　第一次世界大戦の勃発とともに、文部省は留学先をドイツからアメリカへ変更する方針を示した。大戦中（大正4／1915〜大正8／1919年）の文部省留学生は全員アメリカを留学先とした。しかし、大戦終結とともに、わが国の医学生は、再び、ドイツを目指すようになった。

　敗戦後のドイツは、国力の衰退とともに、医学研究も衰退し始めていた。一方、大戦後、関東大震災（大正13／1924年）を契機として、アメリカの積極的な対日医療援助が行われるようになり、アメリカ医学は着実にわが国に浸透[6]しつつある状況であった。にもかかわらず、わが国では、多数の医学徒がドイツを目指したことは、時勢に遅れるという意味では疑問のあるところである。先輩の留学先へ後輩も留学するとの簡単な理由だけだったのかも知れない。

　第二次世界大戦の敗北後、わが国の医学は急速のアメリカ医学の時代となり、ドイツを目指す留学生はきわめて少数となった。ただ、第二次世界大戦前のドイツ留学は、文部省留学生にみるように留学費用は日本側の負担で行われていたのに対して、戦後のアメリカ留学はアメリカ側の負担で行われることが多くなった。特に、講和条約発効（昭和27／1952年）後は、アメリカ側に雇用されての留学が急増した。

表8-1　文部省留学生（医学関係：文部省貸費留学生・官費留学生・文部省外国留学生・文部省在外研究員・在外研究員*¹）の留学時期別留学国

留学時期	留学生数*²	独*³	米	仏	英	瑞	墺	伊	その他
明治12(1879)～大正3(1914) 留学制度開始より第一次世界大戦勃発まで	141	131 (93%)	3 (2%)	21 (15%)	12 (9%)	2 (1%)	19 (13%)	0 (0%)	洪2 露1 典1
大正4(1915)～8(1919) 第一次世界大戦中	43	7 (18%)	43 (100%)	22 (51%)	28 (65%)	28 (65%)	1 (2%)	0 (0%)	和1 丁1
大正9(1920)～15(1926) 第一次世界大戦後：大正期	176	160 (91%)	129 (73%)	76 (43%)	86 (49%)	34 (19%)	16 (9%)	4 (2%)	知1 和3 丁2 白1 典1
昭和2(1927)～15(1940) 昭和期：第二次世界大戦勃発まで	194	167 (86%)	124 (64%)	25 (13%)	15 (7%)	6 (3%)	12 (6%)	42 (22%)	露1 蘭東1 洪3 西2 蘇1 伯1 埃1 典1 加1
計	554	465 (84%)	299 (54%)	144 (26%)	141 (25%)	70 (13%)	48 (9%)	46 (8%)	27 (5%)

*1　明治8(1875)年5月文部省貸費留学生、明治15(1882)年2月官費留学生、明治25(1892)年11月文部省外国留学生、大正9(1920)年9月文部省在外研究員、大正11(1922)年1月在外研究員。

*2　留学生の多くは複数国への留学命令が公布されているので、留学生数と各国別の数の合計は一致しない。

*3　独：ドイツ、米：アメリカ、仏：フランス、英：イギリス、瑞：スイス、墺：オーストリア、伊：イタリア、洪：ハンガリー、露：ロシア、典：スウェーデン、和：オランダ、丁：デンマーク、知：チェコ、白：ベルギー、西：スペイン、伯：ブラジル、蘇：ソ連、埃：エジプト、蘭東：蘭領東印度、加：カナダ。

　雇用されての留学は「留学」と言えるかの問題がある。自費留学（見物）と雇用留学（労働）では、留学成果に大きな違いがある。事実、戦前の留学生はドイツの研究体制、医療体制を持ち帰り、わが国で体制を考える参考資料となったが、戦後のアメリカ留学には、技術の導入は起こったが、医療体制に影響を及ぼすようなことはみられていない。

　第8章では、このような史実を考えながら、第一次世界大戦と第二次大戦の戦間にドイツ、特にベルリン大学に留学した医学留学生の戦後を紹介したい。

ベルリン大学医学留学生

　第一次世界大戦の終結（大正7／1918年7月）から第2次世界大戦の勃発（昭和15／1940年9月）の期間、いわゆる戦間期にベルリン大に留学した医学関係者49名が記載されている。[6] 49名の留学形態別・時期別推移を表8-2に示した。ここでは、以後の消息を確認することできた27名について、ベルリン大留学以後の消息を紹介する。

表8-2　留学形態別・時期別　大戦間ベルリン大学留学生

留学形態	大正9（1920） 〜15（1926）	昭和元（1926） 〜10（1935）	昭和11（1936） 〜16（1941）	計
在外研究員	2	6	2	10
満鉄台湾総督府	0	5	1	6
陸軍・海軍派遣	1	6	1	8
フンボルト財団	0	0	2	2
私費他	6	16	1	23
計	9	33	7	49

小池　敬事（こいけ・けいじ）明治22〜昭和34年（70歳）、埼玉
【解剖学】大正3（1914）年東京帝大卒。南満医学堂教授、新潟医専教授を経て、11年11月ベルリン大留学、帰国後、12年千葉医大教授・学長（昭和15年〜30年）、千葉大学長（24年〜32年）、昭和32（1957）年新潟大学長、在任中没。日本人50万人の指紋を採取、小池式「足蹠足母趾分類法」で知ら

れる。

黒田　源次（くろだ・げんじ）明治 19〜昭和 32 年（70 歳）、熊本
【生理学】旧姓有馬。明治 44（1911）年京都帝大卒（文科大学哲学科心理学）、大学院、大正 3（1914）年医科大学生理学入室、9 年医学部講師、12 年論文「両眼視現象の研究に就いて」に対して京都帝大より 13 年学位（文学）受領、日独文化協会日本研究所長（初代）としてベルリン駐在、帰国。13 年 12 月在外研究員（留学国：独、和、仏）、14 年 5 月ベルリン大留学、15 年 10 月帰国、満州医大生理学教授、満州医大東亜医学研究所長、欧米再留学（昭和 6 年〜9 年）、昭和 21（1946）年帰国。22 年帝室博物館嘱託、国立博物館奈良分館長、27 年奈良国立博物館長、在任中、32 年 1 月急逝。心理学者、美術研究家としての評価は高い。号、喪志亭。

林　香苗（はやし・かなえ）明治 31〜昭和 40 年（67 歳）、徳島
【生理学】大正 9（1920）年岡山医専卒。講師、助教授を経て、昭和 8（1933）年 2 月在外研究員（独、伊、米）、ベルリン大留学、10 年 2 月帰国、18 年教授、36 年定年退官。戦中は高水圧の生活組織に関する研究（航空医学）、戦後は低圧生理学の研究に従事。

安東　洪次（あんどう・こうじ）明治 26〜昭和 51 年（82 歳）、東京
【細菌学】大正 8（1919）年東京帝大卒。北里研を経て、14 年満鉄大連衛生研究所細菌科長、昭和 6（1931）年欧米留学（満鉄派遣）、7 年 11 月ベルリン大留学、帰国後、所長、8 年所長、13 年関東軍防疫給水部大連支部長（満鉄衛生研究所移管）、戦後留用され、24 年帰国、25 年東大伝研教授、29 年停年退官。退官後、29 年実験動物中央研究所長・理事長、在職中逝去。昭和 5 年浅川賞（猩紅熱に関する研究）、戦後は、実験動物の近代化に貢献、特に d（独）d（伝研）マウスの量産化で知られる。

広木　彦吉（ひろき・ひこきち）明治 38〜昭和 50 年（70 歳）、福島
【細菌学】昭和 6（1931）年満州医大卒。微生物入室、12 年独留学（満鉄派

遣）、9 月ベルリン大留学、14 年帰国、助教授、17 年教授、戦後、留用され、22 年瀋陽医学院細菌研究所副所長、23 年帰国。帰国後、鹿児島県立医大教授（24〜25 年）、北里研（26〜34 年）、34 年日本歯大教授・新潟歯学部教授、在職中、50 年 7 月逝去。満州医大在職中、わが国で始めてトリ型結核菌の研究を行った。

安田　竜夫（やすだ・たつお）明治 32〜昭和 34 年（59 歳）、大阪
【病理学】大正 13（1924）年大阪医大卒。昭和 6（1931）年助教授、11 年 3 月、ベルリン大留学、帰国後、大阪帝大附属臨時医専部教授、18 年陸軍軍政地教授（マニラ）、19 年（ジャワ）、22 年阪大教授、34 年 3 月交通事故により急逝。戦後、組織化学、細胞化学の技法を用いて、形態の変化を機能的に結び付ける内分泌学を進展させた。

安保　寿（あんほ・ひさし）明治 34〜昭和 61 年（84 歳）、北海道
【病理学】大正 15（1926）年北海道帝大卒。昭和 2（1927）年満州医大助教授、5 年北海道帝大助教授、11 年 1 月、在外研究員（独、伊、米）としてベルリン大留学、13 年帰国、留学中の 12 年教授、22 年北大教授、医学部長を歴任後、43 年停年退官。退官後、北海道立衛生研究所長（40〜46 年）。戦争中は航空医学の研究、戦後、礼文島の多包虫症の研究に従事。

国崎　定洞（くにさき・ていどう）明治 27〜昭和 12 年（43 歳）、熊本
【衛生学】大正 8（1919）年東京帝大卒。伝研入所、軍務に服した後、13 年助教授（衛生学）、15 年 11 月、社会衛生学講座開設のため在外研究員（独）としてベルリン大留学、日本人留学生の社会科学研究会に参加、昭和 2（1927）年独共産党入党、帰国せず 4 年東京帝大免官。7 年ナチスの台頭のため、モスクワに亡命、外国語出版社で働いていたが、12 年スターリン粛清で逮捕され、12 月 10 日銃殺された。［伝記］国崎定洞　抵抗の医学者（川上武、上村茂暢編：昭和 45）

滋賀 秀俊（しが・ひでとし）明治 35〜平成 16 年（102 歳）、東京
【公衆衛生学】昭和 2（1927）年東京帝大卒。伝研入所、5 年治安維持法違
反で検挙、7 年英国留学（兼眼科開業）を経て、9 年 6 月ベルリン大留学、
10 年 7 月帰国、11 年 12 月東京市特別衛生地区京橋保健館（眼科）、14 年 8
月米国留学（ロックフエラー財団奨学生、ハーバート大公衆衛生学校）、15 年帰
国 18 年台湾総督府技師（衛生行政）兼台北帝大教授（熱帯研）、戦後、22 年
公衆衛生院行政学部長、31 年 WHO 西太平洋地域事務局（マニラ）アドバイ
ザー、36 年帰国。帰国後、民医連医師とし働き、反核国際医師会議で活躍
した。41 年には、「ヴェトナムによる戦争犯罪調査日本委員会」の調査団長
として、ハノイに入り各地で戦争犯罪の証拠の収集を行った。[自伝] 来し
方を顧みて（平成 8）

瀬木 三雄（せぎ・みつお）明治 41〜昭和 57 年（74 歳）、愛知
【公衆衛生学】昭和 7（1932）年東京帝大卒。産婦人科入局、大学院、12 年
7 月在外研究員（独）、13 年 8 月としてベルリン大留学、戦後、22 年厚生省
児童局母子衛生課長（初代）、23 年統計調査部、25 年東北大教授（公衆衛生
学）、46 年停年退官。退官後、瀬木学園理事長・大学学長。高校校長を歴任。
大学院時代、瀬木の帽子（胎児の基底顆粒細胞集団）を発見、戦後は、厚生省
母子衛生課長として母子健康手帳を創設。

暉峻 義等（てるおか・ぎとう）明治 22〜昭和 41 年（77 歳）、兵庫
【労働科学】大正 6（1917）年東京帝大卒。8 年大原社会問題研究所入所、
10 月倉敷労働科学研究所長、11 年 11 月ベルリン大留学。昭和 12（1937）年
日本労働科学研究所長、14 年兼開拓研究所長、17 年大日本産業報国会労働
科学研究所長（〜20 年）、20 年労働科学研究所再建・所長、公職追放（23 年
〜25 年）、解除後、日本勤労栄養学校、健康社会建設協会などを設立。わが
国における労働科学の確立者。昭和 35 年保健文化賞（労働者の保健衛生の向
上に貢献）、39 年朝日賞（文化部門：日本における労働科学の建設と発展に尽く
した功績）。[伝記] 暉峻義等　労働科学を創った男（三浦豊彦：平成 3）

沢田　藤一郎（さわだ・とういちろう）明治 28〜昭和 57 年（87 歳）、岩手
【内科】大正 10（1921）年九州帝大卒。昭和 3（1928）年講師、6 年助教授、
8 年 5 月在外研究員（独、仏、米）、6 月ベルリン大留学、10 年 2 月帰国、
13 年台北帝大教授、18 年九州帝大教授、22 年九大教授、附属病院長（26〜
27 年）、33 年停年退官。退官後、門司市民病院長（35〜38 年）、北九州市立
小倉病院長（38〜54 年）。

都築　正男（つづき・まさお）明治 25〜昭和 36 年（68 歳）、兵庫
【外科】大正 6（1917）年東京帝大卒（海軍依託学生）。戦艦「伊勢」乗組、
舞鶴海軍病院、巡洋艦「浅間」乗組、横須賀海軍工廠、給油艦「石廊」軍医
長、呉海軍病院、12 年東京帝大大学院（第 2 外科）、13 年（軍医少佐）、14 年
助教授（歯科学）、口腔外科研究のため 14 年 3 月、在外研究員として独・米
留学、15 年 10 月ベルリン大留学、昭和 2（1927）年 1 月帰国、4 年教授
（歯科学）、8 年（軍医大佐）、9 年（第 2 外科）、14 年（軍医少将）、21 年 8 月
退官（軍歴のため教職追放）、27 年 3 月解除、29 年日赤中央病院長、在職中、
36 年 4 月逝去。昭和 20 年広島・長崎原爆被災の後、文部省学術研究会議の
原子爆弾災害調査研究特別委員会医学部門長として、被害調査・救護活動に
従事、報告書を作成している。また、29 年太平洋における水爆実験による
ビキニ第 5 福竜丸事件の調査・診療を担当した。34 年日本放射線影響学会
を設立・初代会長。

八田　秋（はった・おさむ）明治 37〜昭和 51 年（81 歳）、福岡
【外科】昭和 3（1928）年九州帝大卒。12 年大邱医専講師、14 年九州帝大助
教授（温泉治療学研究所外科）、フンボルト財団給費留学生として、15 年 10
月ベルリン大留学、第二次世界大戦末期をベルリン郊外の避難地で迎え、ベ
ルリン陥落・独敗戦後、ソ連によってシベリア経由で送還され、20 年 6 月
帰国、12 月教授、研究所長、九大医学部附属病院長を歴任、43 年停年退官。
退官後、原爆被爆者別府温泉療養研究所長。

沢田 平十郎（さわだ・へいじゅうろう）明治28〜昭和57年（87歳）、三重
【外科】大正10（1921）年東京帝大卒。昭和3（1928）年北海道帝大助教授、
9年台北医専教授、9年11月、台湾総督府在外研究員（独・墺・米）、10年
4月ベルリン大留学、11年5月帰国、台北帝大附属医専部教授、台北帝大
教授、戦後、21年国立台湾大学医学院教授、22年帰国、23年大阪市立医大
教授兼医専部教授（初代第1外科）、30年大阪市大教授。36年定年退職。

青柳 安誠（あおやぎ・やすまさ）明治32〜昭和57年（82歳）、秋田
【外科】大正13（1924）年京都帝大卒。講師、日赤福井支部病院外科医長、
昭和7（1932）年大阪女子医専教授、9年12月在外研究員（独）、10年1月
ベルリン大留学、12月帰国、13年京都帝大教授、37年停年退官。退官後、
関西電力病院長（41年〜47年）。父は青柳有美（随筆家）。

真柄 正直（まがら・まさなお）明治33〜昭和61年（85歳）、三重
【産婦人科】大正14（1925）年東京帝大卒。昭和11（1936）年8月台北帝大
医専部教授、9月台北総督府留学生として独・仏留学、11月ベルリン大留
学、13年帰国、台北帝大教授、戦後、20年9月帰国、22年順天堂医専教授、
24年日本医大教授、43年定年退職。子宮頸癌手術における真柄術式で知ら
れる。

遠城寺 宗徳（えんじょうじ・むねのり）明治33〜昭和53年（78歳）、大分
【小児科】大正13（1924）年九州帝大卒。昭和8（1933）年平壌医専教授、
12年九州帝大助教授、14年6月在外研究員（独）として、出発、8月海路
ベルリンに到着したが、ドイツ・ポーランドの風雲急となり、米国経由11
月帰国した。16年3月、フンボルト財団給費生として独留学のためシベリ
ア経由出発、4月ベルリン大留学、17年6月ウィーン出発、小アジア・中
央アジア・シベリア経由で7月帰国。教授、22年九大教授、附属病院長、
医学部長を歴任、36年学長、42年退官。退官後、久留米大学長（43〜47年）。
昭和28年西日本文化賞（小児体質の研究）。遠城寺宗徳（病理学、九大教授）
は長男。[参考]遠城寺先生帰国の旅（泉孝英:日本臨床 77巻7号、平成12）

林　勝三（はやし・かつぞう）明治27〜昭和38年（68歳）、福岡
【眼科】大正10（1921）年東京帝大卒。金沢医大講師、愛知医大助教授、昭和6（1931）年名古屋医大助教授、10年3月在外研究員（独、伊、米）10年4月ベルリン大留学、12年3月帰国、17年京城帝大教授、戦後、国立名古屋病院眼科医長として在任中38年10月急逝。

橋本　喬（はしもと・たかし）明治23〜昭和35年（70歳）、佐賀
【皮膚科】大正5（1916）年東京帝大卒。皮膚科黴毒科入局、10年満州医大教授、昭和2（1927）年1月、満鉄派遣にてベルリン大留学、3年帰国後、新潟医大教授、附属病院長、24年新潟大学長、28年退官。退官後、新潟市にて開業。

松田　竜一（まつだ・りゅういち）明治31〜昭和54年（81歳）、愛知
【耳鼻咽喉科】大正13（1924）年東京帝大卒。東京市電気局病院、熊本医大助教授を経て昭和6（1931）年金沢医大教授、8年1月在外研究員（独、伊、米）としてベルリン大留学、9年7月帰国、24年5月金沢大教授、38年定年退官。退官後、金沢逓信病院長（39〜47年）。松田豪一（耳鼻咽喉科・名市大教授）は弟。

三浦　百重（みうら・ももしげ）明治24〜昭和47年（80歳）、静岡
【精神科】大正7（1918）年九州帝大卒。京都帝大精神科入局、助手、講師を経て、14年助教授、昭和6（1931）年9月在外研究員（独仏米）、7年12月ベルリン大留学、9年9月帰国、10年教授、22年京大教授、附属病院長（28〜29年）を経て、29年停年退官。退官後、鳥取大学長（32〜42年）。わが国では類をみない庭園に点在するパヴィリオン方式の精神科病棟を完成させた。

堀　要（ほり・かなめ）明治40〜昭和58年（76歳）、和歌山
【精神科】昭和7（1932）年名古屋医大卒。精神科入局、13年6月在外研究員（独）として、ベルリン大留学、留学中、14年講師、15年5月帰国。19

年附属医専教授、応召（20〜21年）、21年帰国、25年助教授、31年静岡県立精神病院長、39年名大教授、46年停年退官。退官後、日本福祉大教授（47年〜、在職中、逝去）。わが国における児童精神医学の先駆者。

金原　節三（きんばら・せつぞう）明治34〜昭和51年（74歳）、愛知

【陸軍軍医】大正15（1926）年東京帝大卒（陸軍依託学生）、昭和3（1928）年済南事変に出動、東京帝大大学院（耳鼻咽喉科）に学び、東京第一衛戍病院、陸軍省軍務局、10年独駐在、6月ベルリン大留学、帰国後、軍医学校、医務局医事課、航空局事務官、傷兵保護院事務官、医務局医事課長、17年（軍医大佐）18年近衛第2師団（スマトラ）、19年第15軍（ビルマ）、20年第38軍（仏印）の軍医部長を歴任、敗戦、21年厚生省東海北陸医務出張所長、22年12月退官（追放令のため）、名古屋市にて開業、30年陸上自衛隊衛生学校長（陸将補）、32年（陸将）、陸上幕僚監部衛生監衛生課長、33年陸上幕僚監部衛生監、36年退官。退官後、社団法人防衛衛生協会長（35〜48年）。金原庄治郎（静岡病院長、名古屋市厚生課長）は父、今村新吉（精神科、京都帝大教授）は岳父。大東亜戦争陸軍衛生史全9巻（昭和43〜46年刊）の編纂を担当した。

阿久根　睦（あくね・むつみ）明治27〜昭和59年（89歳）、鹿児島

【海軍軍医】大正8（1919）年東京帝大卒（海軍依託学生）。14年東京帝大耳鼻咽喉科にて研究従事、独駐在、昭和4（1929）年6月ベルリン大留学、帰国後、昭和6年名古屋医大耳鼻咽喉科教授、10年（軍医大佐）、14年名古屋帝大教授、16年（軍医少将）、21年8月退官（教職追放）。退官後、病院勤務を経て、開業。愛知県保険医協会理事長（初代：昭和30〜57年）、愛知県耳鼻科会会長（30〜43年）を務めた。

金井　泉（かない・いずみ）明治29〜平成4年（96歳）、長野

【海軍軍医】大正7（1918）年新潟医専卒（海軍依託学生）、海軍軍医学校教官、昭和6（1931）年6月独駐在・ベルリン大留学、帰国後、20年軍医学校教頭、戸塚海軍病院長、戸塚衛生学校長、戦後、10月横須賀海軍病院長兼

横須賀鎮守府軍医長、11 月予備役、12 月国立久里浜病院長、21 年 5 月公職
追放のため退官。松本市にて開業。昭和 16 年刊行された「臨床検査法提要」
は、臨床検査のバイブルとして平成 10（1998）年に改訂第 31 版が刊行され
た。昭和 44 年日本医師会最高優功賞（開業医師であって学術的貢献著しい功
労者）。

杉田　保（すぎた・たもつ）明治 39〜昭和 54 年（72 歳）、岐阜
【海軍軍医】昭和 5（1930）年東京帝大卒（海軍依託学生）、巡洋艦「由良」
軍医長、病院船「朝日丸」乗組、13 年東京帝大第 3 内科入局（海軍軍医学校
委託）、独駐在、15 年 8 月ベルリン大留学、18 年独潜水艦 U511 号にて野村
尚邦中将（大使館駐在武官）に随伴して帰国。海軍軍医学校教官、海軍省医
務局員。戦後、20 年 11 月国立東京第 2 病院内科医長、22 年退官。東京・目
黒区にて開業。金井泉の「臨床検査法提要」の第 3 版（昭和 21）〜11 版（昭
和 26）の共著者。海軍省医務局員として、昭和 20 年 8 月 9 日〜15 日、原爆
被害調査のため出張。51 年東京内科医会設立・初代会長。

　以上、第一次世界大戦・第二次世界大戦の大戦間にベルリン大学に留学し
た日本人医学留学生の紹介を行った。
　大戦間における第 1 号、第 2 号は、大正 11（1922）年の小池敬事、暉峻義
等の 2 名、最後の留学生は、昭和 16（1941）年 3 月に出発した遠城寺宗徳で
ある。大部分の留学生は、第二次世界大戦の勃発前に帰国している。八田秋
は、15 年 3 月、遠城寺宗徳は、16 年 3 月シベリア鉄道経由渡独している。
このシベリア経路は 14 年 9 月ドイツのポーランド侵入（第二次世界大戦勃
発）によって、一旦、閉鎖され再開されたが、16 年 6 月の独ソ開戦によっ
て、再閉鎖された危険性のきわめて高い経路であった。
　しかし、この時期、昭和 12 年 7 月日独伊三国防共協定が調印され、14 年
6 月には日独医学協定が成立、訪独医学使節団(7)は 15 年 7 月〜10 月訪独、15
年 9 月には日独伊三国同盟が締結されており、明治初年のドイツ留学熱の再
燃した時期であったとの理解もできることである。
　そして、これら留学生の多くが、戦後、アメリカ医学が押しよせるなかで、

わが国の医学の指導者として存在感を示したことは、明治期のドイツ留学生
と同様であったと言える。

文　献

⑴　仲曽根玄吉：明治政府によるドイツの法学および医学の採用．有斐閣学術センター、平成 23

⑵　森川　潤：明治期のドイツ留学生．雄松堂出版、平成 20

⑶　本書第 5 章．

⑷　本書第 6 章．

⑸　辻　直人：近代日本海外留学の目的変容．文部省留学生の派遣実態について、東信堂、平成 22

⑹　Rudolf Hartmann: Japanische Studenten an der Berliner Unibersit t 1920—1945. Mori-Ôgai-Gedenkstätte der Humbolt-Universität zu Berlin, 2003

⑺　日獨醫學交驩特輯號．醫界週報　303 号、昭和 15

泉 孝英先生
主要著作目録

2024 年 3 月 30 日現在

1975 年
【1】 サルコイドーシスの臨床　その周辺と鑑別　　　　　　　　金芳堂

1978 年
【2】 サルコイドーシス（日本サルコイドーシス研究協議会共編）
　　　　　　　　　　　　　　　　　　　　　　　　　東京大学出版会

1979 年
【3】 8th International Conference on Sarcoidosis and Other Granulomatous
　　　 Diseases（分担執筆）　　　　　　　　Aloha Omega Publishing

1982 年
【4】 過敏性肺炎（共編）　　　　　　　　　　　　　　　　　医学書院

1983 年
【5】 呼吸器診断　MIL（共編）　　　　　　　　　　　　　　金芳堂

1984 年
【6】 ツベルクリン反応　―その新しい考え方―（編著）　　　中外医学社

1985 年
【7】 結核（編著）　　　　　　　　　　　　　　　　　　　医学書院

1986 年
【8】 アレルギー性肺疾患（共編）　　　　　　　　　　　　南江堂

1987 年

【9】 びまん性肺疾患の臨床　診断・管理・治療と症例（編著）　　　金芳堂

【10】 いま、のんでいるくすりが分かる　—原色・原寸写真図鑑—　　　光文社

【11】 最新医学 500 号記念座談会　戦後 40 余年　—医学の進歩を語る—
　　　　（最新医学第 42 巻 11 号、通巻 500 号：共編）　　　　　　最新医学社

1988 年

【12】 びまん性肺疾患の生検診断（監訳）　　　　　　　　　　　　　金芳堂

【13】 新呼吸器病学（共編）　　　　　　　　　　　　　　　　　　　医学書院

1990 年

【14】 医者に言われた病気が分かる　—最新病名辞典—　　　　　　　光文社

1991 年

【15】 びまん性肺疾患のマネージメント（監訳）　　　　　　　　　　金芳堂

1992 年

【16】 今日の治療指針（編著：1999 年版まで）　　　　　　　　　　医学書院

【17】 結核　第 2 版（共編）　　　　　　　　　　　　　　　　　　　医学書院

【18】 新しい喘息の診断と治療　ガイドライン Q&A（編著）　医薬ジャーナル社

【19】 SARCOIDOSIS（Official Organ of WASOG Proceeding of 1991　XII
　　　　World Congress on Sarcoidosis：editor）　　Sigilim Stl. Edizioni Bongraf

1993 年

【20】 びまん性肺疾患の臨床　診断・管理・治療と症例　第 2 版（編著）　金芳堂

【21】 喘息はもう怖くない（カッパブックス）（監訳）　　　　　　　光文社

【22】 気管支喘息の診断・治療　— NIH ガイドライン（監訳）　　　医学書院

【23】 慢性閉塞性肺疾患（COPD）Q&A（編著）　　　　　　医薬ジャーナル社

【24】 胸部疾患の CT 診断（編著）　　　　　　　　　　　　　　　最新医学社

【25】 空の旅・汽車の旅・船の旅（医薬ジャーナル 29 巻 8 号〜36 巻 9 号：
　　　　編著）　　　　　　　　　　　　　　　　　　　　医薬ジャーナル社

【26】 間質性肺疾患綜合臨床　42 巻 9 号（編著）　　　　　　　　　永井書店

1994 年

【27】対話　喘息の治療　成人喘息を中心に（共編）　　　　　　医学書院

【28】カラーアトラス　呼吸器感染症（監訳）　　　　　　　　　　金芳堂

【29】肺炎・間質性肺炎（共同執筆）　　　　　　　　　　　　　　中山書店

【30】海外の日本人　―医学・医療―

　　　（最新医学 49 巻 9 号〜51 巻 8 号連載：編著）　　　　　　最新医学社

1995 年

【31】気管支肺細胞洗浄［BAL］アトラス（監修）　　　　　　　　金芳堂

【32】呼吸器感染症 Q&A（共編）　　　　　　　　　　　医学ジャーナル社

1996 年

【33】分子医学がわかる本　―対談　分子医学―（編著）　　　　最新医学社

【34】ESR／欧州呼吸器学会 COPD ガイドライン（監修）ライフサイエンス出版

【35】ATS／米国胸部学会 COPD ガイドライン（監修）　ライフサイエンス出版

【36】病態生理よりみた内科学（分担執筆）　　　　　　　　　　　金芳堂

1997 年

【37】在宅酸素療法 Q&A（共編）　　　　　　　　　　　医薬ジャーナル社

1998 年

【38】胸部研の五十七年（1941〜1998）（共編）　　　　京都大学胸部疾患研究所

【39】結核　第 3 版（共編）　　　　　　　　　　　　　　　　　医学書院

1999 年

【40】Lung Biology in Health and Disease Volume131　LAM and Other
　　　Diseases Characterized by Smooth Muscle Proliferation（分担執筆）

　　　　　　　　　　　　　　　　　　　　　　　　　　　Marcel Bekker

【41】患者さんのための喘息学（監修）　　　　　　　　医薬ジャーナル社

【42】気管支内視鏡診断テキスト（監修）　　　　　　　　　　　文光堂

【43】NIH ガイドライン　喘息の診断・管理　第 2 版（監訳）　　医学書院

【44】呼吸器疾患（Clinical Nursing Guide 5：編著）　　　メディカ出版

2000 年

【45】名医に聞きたい‼　日本人の病気・日本の医療（編著）　　　最新医学社

【46】標準呼吸器病学（編著）　　　　　　　　　　　　　　　　医学書院

【47】慢性閉塞性肺疾患（COPD）Q&A（編著）　改訂版　　医薬ジャーナル社

2001 年

【48】胸部疾患の CT 診断　改訂版（監修）　　　　　　　　　　最新医学社

【49】慢性閉塞性肺疾患　―慢性気管支炎・肺気腫―
　　　新しい診断と治療の ABC 1（編著）　　　　　　　　　　最新医学社

【50】今日の診療のために　ガイドライン 外来診療　2001（編著）

　　　　　　　　　　　　　　　　　　　　　　　　　　　日経メディカル開発

【51】喘息　新しい診断と治療の ABC 2（編著）　　　　　　　最新医学社

2002 年

【52】サルコイドーシス　新しい診断と治療の ABC 3（編著）　　最新医学社

【53】今日の診療のために　ガイドライン 外来診療　2002（編著）

　　　　　　　　　　　　　　　　　　　　　　　　　　　日経メディカル開発

【54】米国胸部学会ガイドライン　結核・非結核性抗酸菌症診療ガイドライン
　　　（監訳）　　　　　　　　　　　　　　　　　　　　　　医学書院

【55】ポケット医学英和辞典　第 2 版（編著）　　　　　　　　　医学書院

2003 年

【56】びまん性肺疾患の臨床　診断・管理・治療と症例　第 3 版（編著）　金芳堂

【57】今日の診療のために　ガイドライン 外来診療　2003（編著）

　　　　　　　　　　　　　　　　　　　　　　　　　　　日経メディカル開発

【58】慢性閉塞性肺疾患（日本臨床 61 巻 12 号：編著）　　　　日本臨床社

【59】米国胸部学会ガイドライン　間質性肺疾患診療ガイドライン（監訳）

　　　　　　　　　　　　　　　　　　　　　　　　　　　　　医学書院

【60】呼吸器疾患ケーススタディ　最新の呼吸器病を学ぶために（編著）　南江堂

2004 年

【61】今日の診療のために　ガイドライン 外来診療　2004（編著）

　　　　　　　　　　　　　　　　　　　　　　　　　　　日経メディカル開発

【62】病気と健康　（最新医学新書：編著）　　　　　　　　　　最新医学社
【63】米国胸部学会ガイドライン　結核・非結核性抗酸菌症診療ガイドライン
　　　第 2 版（監訳）　　　　　　　　　　　　　　　　　　　医学書院
【64】生きつづけるということ　文学にみる病と老い（共著）
　　　　　　　　　　　　　　　　　　　　　　　　メディカルレビュー社
【65】Interstitial Lung Disease: Idiopathic Interstitial Pneumonia
　　　CLINICS IN CHEST MEDICINE（分担執筆）　　　　　　ELSEVIER

2005 年
【66】医療者のためのインフルエンザの知識（共編）　　　　　　医学書院
【67】今日の診療のために　ガイドライン 外来診療　2005（編著）
　　　　　　　　　　　　　　　　　　　　　　　　日経メディカル開発
【68】日本・欧米間、戦時下の旅　第二次世界大戦下、日本人往来の記録
　　　　　　　　　　　　　　　　　　　　　　　　　　　　　淡交社

2006 年
【69】NIH ガイドライン　喘息の診断・管理　第 3 版（監訳）　　医学書院
【70】今日の診療のために　ガイドライン 外来診療　2006（編著）
　　　　　　　　　　　　　　　　　　　　　　　　日経メディカル開発
【71】結核　第 4 版（共編）　　　　　　　　　　　　　　　　医学書院

2007 年
【72】医療者のための喘息と COPD の知識（編著）　　　　　　医学書院
【73】今日の診療のために　ガイドライン 外来診療　2007（編著）
　　　　　　　　　　　　　　　　　　　　　　　　日経メディカル開発
【74】町医者のまなざしから　健康を診る・病を知る　　ミネルヴァ書房
【75】症状から見た喘息診療プラクティス（編著）　　日経メディカル開発

2008 年
【76】よくわかるぜん息　お医者に行く前にまず読む本（監訳）　一灯社
【77】今日の診療のために　ガイドライン 外来診療　2008（編著）
　　　　　　　　　　　　　　　　　　　　　　　　日経メディカル開発
【78】特発性肺線維症　新しい診断と治療の ABC 55（編著）　最新医学社

【79】Sarcoidosis CLINICS IN CHEST MEDICINE（分担執筆）　ELSEVIER

2009 年
【80】今日の診療のために　ガイドライン 外来診療　2009（編著）
　　　　　　　　　　　　　　　　　　　　　　　　　　日経メディカル開発
【81】日本の社会保障　病院（第 68 巻 1 号～12 号掲載）　　　　医学書院
【82】学会の旅・留学の旅　―私の呼吸器学―（最新医学 64 巻 1 号～65 巻 6 号）
　　　　　　　　　　　　　　　　　　　　　　　　　　　　　最新医学社
【83】停年 10 年（最新医学新書）　　　　　　　　　　　　　　最新医学社
【84】外地の医学校　　　　　　　　　　　　　　メディカルレビュー社
【85】続 生きつづけるということ　文学にみる病と老い（共著）
　　　　　　　　　　　　　　　　　　　　　　　メディカルレビュー社
【86】外来診療ハンディガイド（編著）　　　　　　　日経メディカル開発

2010 年
【87】今日の診療のために　ガイドライン 外来診療　2010（編著）
　　　　　　　　　　　　　　　　　　　　　　　　　　日経メディカル開発
【88】慢性閉塞性肺疾患　新しい診断と治療の ABC 1（改定第 2 版：編著）
　　　　　　　　　　　　　　　　　　　　　　　　　　　　　最新医学社

2011 年
【89】今日の診療のために　ガイドライン 外来診療　2011（編著）
　　　　　　　　　　　　　　　　　　　　　　　　　　日経メディカル開発
【90】喘息　新しい診断と治療の ABC 2（改定第 2 版：編著）　最新医学社

2012 年
【91】今日の診療のために　ガイドライン 外来診療　2012（編著）
　　　　　　　　　　　　　　　　　　　　　　　　　　日経メディカル開発
【92】気管支喘息へのアプローチ　喘息と共に快適に生きる（監修）
　　　　　　　　　　　　　　　　　　　　　　　　　　　　　先端医学社
【93】びまん性肺疾患の臨床　診断・管理・治療と症例　第 4 版（編著）　金芳堂
【94】ノーベル賞と医学の進歩・発展（最新医学 67 巻 10 号～72 巻 12 号：編著）
　　　　　　　　　　　　　　　　　　　　　　　　　　　　　最新医学社

【95】日本近現代医学人名事典　日本医史学会矢数医史学賞受賞　　　医学書院
【96】Interstitial Lung Disease（分担執筆）　　　　　　　　　JAYPEE

2013 年
【97】今日の診療のために　ガイドライン 外来診療　2013（編著）
　　　　　　　　　　　　　　　　　　　　　　　　　日経メディカル開発
【98】Sarcoidosis（分担執筆）　　　　　　　　　　　　　　　INTECH

2014 年
【99】今日の診療のために　ガイドライン 外来診療　2014（編著）
　　　　　　　　　　　　　　　　　　　　　　　　　日経メディカル開発

2015 年
【100】今日の診療のために　ガイドライン 外来診療　2015（編著）
　　　　　　　　　　　　　　　　　　　　　　　　　日経メディカル開発

2016 年
【101】今日の診療のために　ガイドライン 外来診療　2016（編著）
　　　　　　　　　　　　　　　　　　　　　　　　　日経メディカル開発
【102】戦争・731 と大学・医科大学（分担執筆）　　　　　　　文理閣

2017 年
【103】今日の診療のために　ガイドライン 外来診療　2017（編著）
　　　　　　　　　　　　　　　　　　　　　　　　　日経メディカル開発

2018 年
【104】今日の診療のために　ガイドライン 外来診療　2018（編著）
　　　　　　　　　　　　　　　　　　　　　　　　　日経メディカル開発

2019 年
【105】今日の診療のために　ガイドライン 外来診療　2019（編著）
　　　　　　　　　　　　　　　　　　　　　　　　　日経メディカル開発

2020 年

【106】今日の診療のために　ガイドライン 外来診療　2020（編著）

日経メディカル開発

【107】健康塾通信　第 11 号〜第 16 号（編著）　　（公財）京都健康管理研究会

【108】今日の診療のために　ガイドライン 外来診療　2001〜2020 史（編著）

日経メディカル開発

2021 年

【109】満州開拓団と満州開拓医　　　　　　　　　　　　　　　　　文理閣

【110】日本近現代医学人名事典　別冊　　　　　　　　　　　　　　医学書院

2022 年

【111】気管支喘息へのアプローチ　第 4 版（監修）　　　　　　先端医学社

2023 年

【112】健康塾通信　第 17 号〜第 22 号（編著）　　（公財）京都健康管理研究会

2024 年

【113】近代日本医学の 150 年　　　　　　　　　　　　　　　　　文理閣

以　上

後　記

　著者、泉孝英は、令和5（2023）年3月23日未明、1年半におよぶ闘病生活の末、永眠した。本書は、泉の遺稿集である。

　泉は、京大医学部を定年後、財団法人京都健康管理研究会中央診療所の所長、理事長として、そして何よりも、一介の「町医者」の立場で長らく精力的な活動を続けた。

　医師としての専門である、胸部疾患の研究（結核アレルギー、サルコイドーシス、びまん性汎細気管支炎など）に関する成果を多数、発表してきたが、そのいっぽうで、医学史、なかんずく明治期以降の医師、医学教育についての興味・関心も深く、数多くの著作を発表した。

　本書巻末には、著作目録を収載したので、是非ご一覧いただきたい。泉は生前、自分の著作を並べて、背丈より高くするのが目標、そこまで本を書く、という独自の？野望があったと聞く。医学の専門書はぶ厚いものが多いから、平積みにした場合でも、あるいはその目標は、みごとに達成されたのかもしれない。

　仄聞するところによると、幼少期より泉は、歴史家になる大志を抱いていたらしい。とりわけ医学者、学界の先人の履歴に、強い興味・関心を抱いていた。本書を手にとっていただいても、そのことはすぐさまお分かりいただけるだろう。人物調査のため、泉が、図書館などに足しげく通っていたことは、編者の私もよく知るところである。

　長年、精力的に取り組んだ研究の集大成として、泉は2012年、『日本近現代医学人名事典』を刊行した（医学書院）。喜ばしいことに、この成果に対しては、一般社団法人日本医史学会より「矢数医史学賞」を受賞する栄誉を得た。2021年には「別冊」として続編も出版された。

　なお、本書の口絵として、泉の肖像と履歴を載せたが、これは『日本近現代医学人名事典』のスタイルを敢えて踏襲したものである。「別冊」の末尾に、付け加えたい。

　さて、本書は『近代日本医学の150年―ドイツ医学・アメリカ医学と日本人留学生』と題し、泉が生前、学会講演や専門学術誌に発表した最新の論稿を集めて、編輯したものである。

　第Ⅰ部「総論」は、平成29（2017）年11月3日、第37回日本サルコイドーシス／肉芽腫性疾患学会総会でおこなわれた特別講演「ドイツの医学・アメリカの医学・日本の医学」の内容をまとめたものである。

　この講演にさいしては、実に80頁以上にもおよぶ、厚手の配布資料が作成された。編集作業は、中央診療所の岡本吉朋氏が担当され、素晴らしい作品、冊子に仕上がっている。今回、レジュメ形式の部分が残る講演冊子を再構成し、一部の改変をおこなった。また、戦後医学に関する頁は割愛、論文の体裁に近づけて、本書に収録した。

　第Ⅱ部「各論」は、全5章から成る。初出は、次の通りである。

　第4章「明治期ドイツ医学留学生の留学目的」（『医学史研究』99号、平成29）

　第5章「ベルリン大学内科に学んだ日本人留学生」（『啓迪』33号、令和元）

　第6章「明治期ベルリン大学外科に学んだ日本人留学生」（『啓迪』34号、令和2）

　第7章「明治期ベルリン大学病理学教室に留学した日本人留学生」（『啓迪』36号、令和4）

　第8章「第一次世界大戦・第二次世界大戦の大戦間にベルリン大学に留学した日本人医学留学生」（『啓迪』35号、令和3）

ここに収めた5編は、泉が最晩年に取り組んだ、明治以降、戦前期までに至る医学者のドイツ留学をめぐる史実の博捜である。論稿は、おもに京都医学史研究会『啓迪』誌上に発表された。今回、論文の転載にあたっては、同研究会長葉山美知子先生よりご快諾を頂戴することができた。この場を借りて、厚く御礼を申し上げたい。

　泉の医学史研究上の特徴、オリジナリティは、自身の先達たる医師、人物に強い関心を示し、その学問修得を明らかにしようとした点にある。

　かねてより、医学史の分野は、医学（知識・技術）研究、それ自体の発展過程を主たる研究のテーマとして展開してきた。研究者も非常に多く、現在

にいたるまで活発な議論がみられるが、人物研究といっても有名学者、多大な功績を成し遂げ、世間にもよく知られている人物の顕彰があくまで軸となっている。これに対して、泉の眼差しは、医界全体にそそがれている。医を学ぶ人であれば、可能な限り、すべての履歴を調べあげ、総体を把握しようとする。その姿勢で、医学発展の道すじを描き出したのである。

　本書で繰り返し述べられているように、わが国の近代医学は、明治新政府の指針により当初、ドイツ医学を採用した。したがって、明治期の医学生はドイツ・ベルリンを留学先とし、最新の学問修得に努めた。これは編者の推察となるが、泉の構想としては、第Ⅱ部の各論稿において、ドイツ留学に関する調査を成し遂げたあと、続いてアメリカ医学の時代、さらには戦後、わが国独自の医学発展が促される時代を含めた、研究を進めたかったのだろう。第8章などは、その構想の端緒といえる作業ではないか。ほんらい、継続的な分析をおこなうつもりだったが、作業が中途のままになってしまったことは、残念でならない。

　編者（遅ればせながら述べると、泉は私の伯父にあたる）は、歴史・医学史を専門とするが、日本近世、江戸時代を研究対象としているため、あいにく泉の遺志を継ぐという役は、容易には担えそうにない。今後、医学史学界でどなたかが受け継いで、泉の研究を継続していただきたいという気持ちは強くある。

　そのような意味でも、本書『近代日本医学の150年』は、たんなる泉の遺稿集でない。戦前〜戦後の医学史・学術史研究に対しても、いくばくかの論点を提示する、きわめて示唆的な一書と位置づけられるのではないかと思う。

　なお、本書の編集にあたっては、もとより明らかな誤字・脱字、事実誤認の修正に努めたが、時間的余裕もなく、不十分な作業にとどまった感がある。また、既発表の論文をベースに転載の形をとったことから、内容（表現）の重複も目立つ。

　加えて、編者が日本史を専門とするため、外国世界の医学発展史（たとえば、第Ⅰ部の表「ドイツ医学の勃興・発展」）について、記された諸事項の精査、チェックが甘くなってしまった。本来ならば、専門研究者の校正を求めるべ

214

きところだろうが、それも果たせず、まことに申し訳なく思う。おそらく誤りも多数あるはずで、読者の皆様からは、適宜、修正のご指摘をいただきたい。この点は、編者の責であり、深くお詫び申し上げる。

　また、第Ⅰ部第3章第1節は「近代日本医学の145年」となっており、本書全体のタイトルと合致しない。これは、前掲した日本サルコイドーシス／肉芽腫性疾患学会総会（平成29年）「特別講演」原稿を基とするためである。そこからさらに、6年半の年月が経っている。

　最後に、本書の企画・刊行にあたり、一般財団法人大和松寿会中央診療所長 長井苑子先生、公益財団法人京都健康管理研究会のスタッフの方々をはじめ、多数の関係者の皆様から多大なご協力を得ることが出来た。ここでは、お名前の表記を省略させていただくが、全ての方に謝意を表したい。

　また、泉の前著『満州開拓団と満州開拓医』に引き続いて、文理閣様にもご尽力を賜った。同社代表黒川美富子氏、編集ご担当の山下信氏にも、この場を借りて厚く御礼を申し述べる。

令和6（2024）年3月23日、泉の命日に

編者　海原　亮

付記：

　本書は、公益財団法人京都健康管理研究会「泉孝英記念助成事業」として、出版助成を受けたものです。

編者紹介

海原　亮（うみはら　りょう）

1972 年生まれ。東京大学大学院人文社会系研究科博士課程単位取得退学、博士（文学）。
現在、住友史料館主席研究員。主著：『洋学史研究事典』（共編著、思文閣出版、2021）、
「江戸時代の医学教育―米沢藩の事例から」（坂井建雄編『医学教育の歴史　古今と東西』
法政大学出版局、2019）、『江戸時代の医師修業』（吉川弘文館、2014）

近代日本医学の 150 年
　　―ドイツ医学・アメリカ医学と日本人留学生―

2024 年 3 月 23 日　第 1 刷発行

著　者　　泉　孝英

編　者　　海原　亮

発行者　　黒川美富子

発行所　　図書出版　文理閣
　　　　　京都市下京区七条河原町西南角　〒600-8146
　　　　　TEL（075）351-7553　FAX（075）351-7560
　　　　　http://www.bunrikaku.com

印刷所　　共同印刷工業株式会社

© Ryo UMIHARA 2024
ISBN978-4-89259-951-4